扁鵲內經卷由[illegible]經扁鵲董稽[illegible]

二十七脈

齊襄公問於扁鵲氣舍差[illegible]扁鵲曰人之形者

音聲之鐘呼吸脈動者音[illegible]氣行逆順者候舍之度

高下長短者經隧之氣經脈[illegible]者真氣由行出入焉

入舍者生化之宇流入候者[illegible]化之器氣之終始經脈為

紀流注有節廿二經之相[illegible]候[illegible]恒陰陽之司揆度

脈息之器也十二經之氣皆大會於十七候焉周[illegible]

部中[illegible]也[illegible]部之[illegible]

六十首

齊襄公問於扁鵲音律何[illegible]知脈[illegible]異扁鵲曰六十首

者以慶[illegible]反淺深也人身之氣[illegible]不息者經絡氣化之

機人之氣化動靜相召者呼吸音聲脈息其升降出入者

皆由生長而變文與其氣化而成焉脈乃氣之表音乃氣之

機息乃氣之聲乃氣之[illegible]乃氣之行化乃氣之樞經

脈所動之氣榮衛交會之[illegible]者皆聲[illegible]音[illegible]之高下與[illegible]

早在2 700年前，

齐襄公提出了“闻其音声，知病生死”

（《扁鹊镜经·脉息》）这一高难课题。

扁鹊是人类最早解决这一难题的伟大医学家，

也是五千年中华医学历程中的杰出代表。

四维整体观+立体阴阳观

扁鹊镜经

珍藏版

徐倬 辑校
田代华 审

人民卫生出版社
PEOPLE'S MEDICAL PUBLISHING HOUSE
·北京·

图书在版编目（CIP）数据

扁鹊镜经 / 徐倬辑校 . —北京：人民卫生出版社，2021.9（2023.8 重印）
ISBN 978-7-117-31858-7

Ⅰ. ①扁…　Ⅱ. ①徐…　Ⅲ. ①声学–中医诊断　Ⅳ. ①R241.9

中国版本图书馆 CIP 数据核字（2021）第 154610 号

人卫智网	www.ipmph.com	医学教育、学术、考试、健康，购书智慧智能综合服务平台
人卫官网	www.pmph.com	人卫官方资讯发布平台

扁鹊镜经
Bianque Jingjing

辑　　校：徐　倬
出版发行：人民卫生出版社（中继线 010-59780011）
地　　址：北京市朝阳区潘家园南里 19 号
邮　　编：100021
E - mail：pmph @ pmph.com
购书热线：010-59787592　010-59787584　010-65264830
印　　刷：北京盛通印刷股份有限公司
经　　销：新华书店
开　　本：710 × 1000　1/16　　印张：14.5
字　　数：171 千字
版　　次：2021 年 9 月第 1 版
印　　次：2023 年 8 月第 2 次印刷
标准书号：ISBN 978-7-117-31858-7
定　　价：298.00 元
打击盗版举报电话：010-59787491　E-mail：WQ @ pmph.com
质量问题联系电话：010-59787234　E-mail：zhiliang @ pmph.com

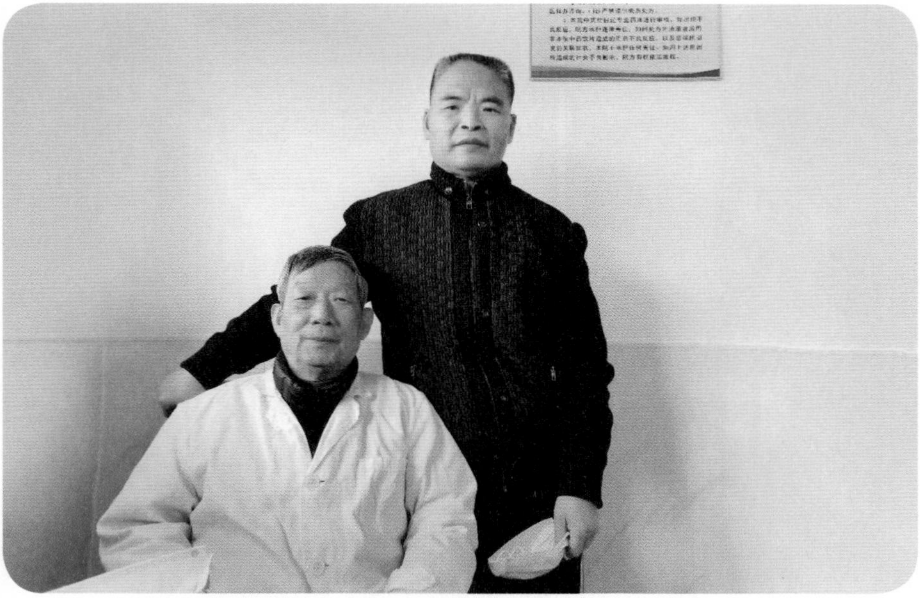

徐倬先生与田代华教授在一起
（摄于 2021 年 4 月 27 日）

《扁鹊镜经》，是《扁鹊内经》第四卷《镜经》部分，为齐襄公与扁鹊问答语录，共八篇，其中明确载有“扁鹊姜稽氏撰”。

这也是国内现存唯一拥有完整“扁鹊姓名”——姜稽扁鹊的文献资料。又据春秋晚期公甫文伯撰《脉诀》（简称《公甫文伯脉诀》）载：“齐襄公之臣，扁鹊，姜稽氏，枢密之官也。齐庄公三十九年（公元前756年）九月九日，扁鹊生于旦。……齐桓公二十五年（公元前661年）十月七日，扁鹊于寝而终矣。”

这是首次完整记载扁鹊姓名、扁鹊官职、扁鹊生平的珍贵文献。

前言

扁鹊是我国古代医学的杰出代表和著名医学家，其著作主要有“《扁鹊内经》九卷，《扁鹊外经》十二卷。”这在汉班固《汉书·艺文志·方技略》中已有明确记载。扁鹊著作虽然与世隔绝已久，但不乏抄录、摘录者。其中，《扁鹊内经》卷四《镜经》部分，简称《扁鹊镜经》，已经被辑入《秦承祖脉经》中得以流传至今。由辑校者家族传承珍藏本（明天启六年杨耀祖抄、顺治年间徐元文藏）《秦承祖脉经》，则完整保存了国内迄今为止发现的唯一存世的《扁鹊镜经》文献。

扁鹊著作是记载扁鹊医学技术的主要载体。《扁鹊镜经》明确介绍了扁鹊医学的学术背景、技术渊源和传承过程。如《扁鹊镜经·脉息》记载：“神农衍之，黄帝贵之，师之所传，过于金玉。”突出了以神农、黄帝、扁鹊之师所代表的三种医学技术和学术发展阶段。然而最为珍贵的是扁鹊融会贯通、融合发展而创新形成的扁鹊医学技术。主要是以呼吸禀音脉息法、声学识别检测法、精气津血测量分析法、音舍气象分度法四大基础方法构成的分析医学技术。扁鹊运用呼吸音、禀音和脉音三种人体音律表现，通过精细严格的深度分析和音舍识别，充分发扬归藏技术和奇恒诊法的级联效应，开创了精密细致、精练完整的扁鹊分析医学技术——介于基础医学与临床医学之间的系统枢纽。即使仅有八篇遗文，却完整记载了八舍与十音、六十首与二十七候、奇恒与揆度、脉息与环境相互融合的方法步骤。主要运用音声息律脉舍六种人体特征反应，作为声学医学的信息载体；以及经络盛衰作为检测标志，营卫盈虚作为测量标准，脏腑穿凿作为人体 - 环境 - 时间 - 医学的鉴别分析纽带等。虽然古今不同语言之间存在表达方式上的差异，但当精准解析、精密解码之后，就会呈现绚丽璀璨的科学通道和医学盛景！

《扁鹊镜经》得以幸存并被偶然发现，本来就是医学界的一种奇迹。但因众多字符和技术密码，使其语言艰深晦涩。如果不能破解其中奥秘，仅凭这些文字仍然达不到扁鹊医学的高精尖技术层面。辑校者历经三十余年的潜心研究，仔细解译《扁鹊镜经》密码字符文意，准确分析《扁鹊镜经》技术方法，并用现代科技语言，充分解密《扁鹊镜经》字符内涵和技术特征，科学介绍《扁鹊镜经》归藏技术和应用方法，研究成果数百余万字。今撷其精要，整理出版，主要内容包括《扁鹊镜经》考、经文辑校注解、《扁鹊镜经》初探三部分，可为中医工作者及医学与相关科技工作者提供参考。

徐倬

2021 年 5 月

揆度

齊襄公問於扁鵲揆度淺深何氣使然扁鵲曰歸藏生動長育止[illegible]謙善於氣也[illegible]時執淩對變隨當位於音也候者以睹其應舍者以定[illegible]音[illegible]候舍揆度之道焉音之高下舍[illegible]深也律之長[illegible]複也[illegible]當其位相司舍[illegible]音複者應其[illegible]相司[illegible]當[illegible]位者氣交之舍應其位[illegible]氣行於會也位者交變[illegible]行之所[illegible]

扁鵲內經卷四

[illegible]扁鵲董信民[illegible]

总目录

导读 /1

《扁鹊镜经》考 /7

辑校说明 /45

扁鹊镜经 /55

附录 /171

后记 /214

导读

1 《扁鹊镜经》作者与成书年代 /2

2 学术特点及临床指导意义 /3

3 《扁鹊镜经》的学习应用方法 /5

《扁鹊镜经》一卷八篇，扁鹊姜稽氏撰，现存清顺治十六年（公元1659年）徐元文藏《秦承祖脉经》抄本中。这是由明天启六年（公元1626年）贡生杨耀祖抄录，又在顺治十六年礼赠徐元文后被珍藏至今的。因其每一篇首都有“扁鹊内经卷四镜经扁鹊姜稽氏撰”，故可恢复《扁鹊内经》卷四《镜经》原文一卷八篇体例。《扁鹊内经》之名，见于汉·班固《汉书·艺文志》中，虽然失传已久，但不乏摘录、抄录者。

《扁鹊镜经》之名，首见于南朝宋元嘉二十年（公元443年）徐文伯为《秦承祖脉经》所撰《序》文中。是以《扁鹊内经》卷四《镜经》单卷名称作为书籍名录的（简称《扁鹊镜经》）。对于卷名或书名的解释，《扁鹊镜经·脉息》载：“明音声之气，知荣卫气交出入也。明声息之律，知脉行所病其处也。故镜经者，脉明如其内照之镜焉。”又《揆度》载：“任之其能，明其事者，内照之镜也。”

南朝宋秦承祖撰《脉经》六卷（简称《秦承祖脉经》），为《隋书·经籍志》所载七部“脉经”之一。《唐六典·太常寺》卷十四亦载：“宋元嘉二十年，太医令秦承祖奏置医学，以广教授。”这与《秦承祖脉经·徐文伯序》记载一致，并且《脉经》成为南朝与隋唐医学的教学用书。秦承祖持续讲授《脉经》（卷二至卷四为《扁鹊镜经》八篇）数十年，对南朝隋唐医学繁荣和《扁鹊镜经》传播奠定了丰厚的基础。虽然唐末五代时期大量毁损而消失。但也不乏格外珍藏得以幸存者（传承过程如本书附录2和附录3所载等）。

史书记载《扁鹊镜经》，始于唐李延寿《南史·徐文伯传》，至清代丹波元胤《中国医籍考》载“《扁鹊镜经》一卷，佚。”目前仅存“大明天启六年……贡生杨耀祖录”《秦承祖脉经》抄本。其卷二至卷四所载“《扁鹊内经》卷四《镜经》扁鹊姜稽氏撰”八篇遗文，则是目前国内唯一保存扁鹊署名文献的最早抄本资料。

1 《扁鹊镜经》作者与成书年代

《扁鹊镜经》，是《扁鹊内经》第四卷《镜经》部分，为齐襄公与扁鹊问答语录，共八篇，其中明确载有“扁鹊姜稽氏撰”。这也是国内现存唯一拥有完整“扁鹊姓名”——姜稽扁鹊的文献资料。又据春秋晚期公甫文伯撰《脉诀》（简称《公甫文伯脉诀》）载：“齐襄公之臣，扁鹊，姜稽氏，枢密之官也。齐庄公三十九年（公元前756年）九月九日，扁鹊生于旦。……齐桓公二十五年（公元前661年）十月七日，扁鹊于寝而终矣。”这是首次完整记载扁鹊姓名、扁鹊官职、扁鹊生平的珍贵文献。

又《公甫文伯脉诀》载：“齐襄公，诸儿，姜吕氏，庄公四十九年（公元前746年）生。僖公一年，立太子；三十三年十二月，位齐君。襄公十二年

（公元前686年）十二月，遇逆害而亡也。”齐襄公为春秋时期齐国第十四位国君。故以“春秋”作为《扁鹊内经》的成书时代。

2 学术特点及临床指导意义

2.1 四维整体观

《扁鹊镜经》以音脉同律等声学检测技术，构建了局部与整体合一（《八舍》）、环境与人体合一（《通天》）、时间与血流合一（《脉息》）、检测与生理合一（《二十七候》）这样一种四维整体观（人体-环境-时间-检测与社会行为）方法。针对藏象经络、生理病理等，中医认为，精气津血营卫是人体最基本的质能运动元素，也是经络纠缠（《八舍》）与质能运动（《通天》）、时间作用（《脉息》）、臓象穿凿（《揆度》）、内外环境识别（《二十七候》）、四维识别标志（《六十首》）、生理病理检测方法（《奇恒》《十音》）相互统一，共同成为四维整体观彼此同步的检测分析标志。

在生理方面，通过脏腑、经络、肢节、精气津血营卫，与时间环境、生理识别、测量标志之间的紧密关联和错综互应关系，是实现了“五脏穿凿之度”（《揆度》，生理病理精细量化的方法枢纽）与“气行五十营”（《二十七候》，因人因时因地而异的生理病理识别标志）彼此共存、和谐一体的质能信息通道，以及脏腑经络皆能“守司五十营之音焉”（《揆度》）。

在诊断方面，如《脉息》记载：“人之音者，息动之律；人之息者，脉动之司；人之脉者，气动之章；人之气者，声动之明；人之声者，律动之能；人之律者，音声之镜”（《脉息》）。这是四维整体观的内在动态。一呼一吸为一息。音声息律脉气，是实现人体内外信息一致、结构协调、相互识别、自主关联的检测分析基础。在《十音》《奇恒》篇中，分别对音、息、脉、律、声的测量标准和检测标志等，都做出了明确介绍。同时音、息、脉、律、声也是古代声学技术融合于脉诊过程的五种主要检测元素。这对了解生理病理和营卫运行节律，都提供了一种相对实用的诊断鉴别标准。

在治疗方面，“以行天周之度”和“候舍气行五十营”（《二十七候》），是分析环境信息、能量节律、生理病理、内在体质的自主识别标准。不仅将经络运行的时间节律精确到 $28\frac{4}{7}$ 分钟/周身（参《脉息》“校注⑦”），而且对“五十营”周期准确到1昼夜50.4周身（参《脉息》“校注⑩”）。这种彼此谐调相互影响的节律周期，是构建四维整体观和疾病诊疗相互紧密关联的自主分析窗口。

2.2 立体阴阳观

《扁鹊镜经》以经络上下、前后左右、藏象阴阳、穿凿之度、出入相司等要素构建立体阴阳运动模式，是对《素问·阴阳离合论》“三阴三阳之离合”的具体说明。手足经络上下对应形成的“七十二舍”（《八舍》）立体枢纽，“九气迭移，皆通天地”“五脏之道，皆出于经隧”（《通天》），以及十种化音、十种分度、十二律、二十七候等组成的自主识别标识（《二十七候》），是考察立体阴阳运动的重要特征标志。

在生理方面，运用“归藏生动长育止壴谦”（《八舍》）九种符号，将人体经络具体划分为手足二十四条经脉，并对精气津血营卫与藏象经络之间的气化作用给予分类标识，形成“专胜兼并通和”六种盈虚状态。通过经络离合倚伏、营卫盛衰迭移、质能运动节律（《六十首》《十音》）、生理节律反应（《二十七候》）、环境交节频率间的错综互应过程（《通天》），建立了上下左右前后都能“居处相察、出入相司”的生理病理坐标和鉴别分析标准。

在诊断方面，针对检测与鉴别分析之间的精细识别纽带，及测量方法中的自主适宜、灵敏自调、选择自控、自组织级联作用（附录6，归藏级联效应（《二十七候》）与十一分法（《揆度》）共同建立了生理病理临界标志的检测识别通道）、瞬时变化的医学临床要求，运用“顺逆六十首”和同音异律化度（《六十首》），与经络出入量化（《揆度》）间的分析检测标准相结合，达到了精准识别、智慧响应、自主调控的“穿凿之度”效果。这也是声学诊断技术的核心识别枢纽。

在治疗方面，针对不同患者进行检测、诊断、治疗时，要充分考虑可能出现的客观不可逆因素，如气候骤变、情绪剧变、意外突变等所致偏差如何解决？这时针对各种生理病理与检测识别结果是否精准的客观正确方法，就是充分运用经络纠缠与臓象穿凿效应共存的自组织级联作用自动精细校正，从而减少或避免偏差造成的不良反应。这也是中医之所以提高临床疗效的诊断优势之一。

3 《扁鹊镜经》的学习应用方法

3.1 通读原文，全面理解，重点掌握

《扁鹊镜经》虽然独立成篇，但各篇内容相互交叉，相同的内容常分散在不同篇中，而不同的内容却合并在一篇之内。所以，

唯有静下心来，认真通读原文，并充分理解每一条原文所提供的丰富信息，以及具体记载的技术方法特征等。这样，就不会再忽略整篇原文之间的相互紧密关联和错综互应效果，并能正确认识技术方法的真谛。

3.2　善于分析测量，验证方法特征

《扁鹊镜经》记载的测量方法和技术分析，主要表现在：①以精细测量结果，分析检测可行性；②用数学方法，验证检测结果。《扁鹊镜经》至少有20处，分别记载不同检测需求和数学方法特征。其中《脉息》11处、《十音》4处，《六十首》《八舍》《通天》《奇恒》《揆度》各1处。对于这些相关技术标志、测量方法标准、检测信息关联、自主识别密码等，充分运用现代科技方法进行验证和分析，会让我们更加感受到古代中医药文献所潜藏的无穷科技魅力。

3.3　结合临床实践，发扬技术优势

声学诊断技术的应用方法和步骤，是《扁鹊镜经》的精髓之一。如在音律融合脉诊过程中，首先是因人而异的不同禀音方法，以及各自适宜的音度、音分度和化音（《十音》）。运用寸口五音与“太息”脉动的对应位置，及时识别化音、化度和化律（《奇恒》）；分析鉴别气、象之分，构成《六十首》分律；通过《二十七候》四维整体观序列，及“五十营之音”检测标识，体现音律候舍自主识别和适宜对应；在经络迭移与七十二舍立体阴阳节律中（《八舍》），通过时间-环境-生理-检测彼此一体的级联反应，实现脏腑经络、精气津血营卫盈虚盛衰的精准分析，成为扁鹊诊断技术的全过程。

田代华

2020年6月11日于济南

《扁鹊镜经》考

1 《扁鹊镜经》源流 /8

1.1 公甫文伯与《扁鹊内经》 /10

1.2 淳于意与扁鹊著作 /13

1.3 徐宣抄录《扁鹊内经》 /14

1.4 徐文伯传授秦承祖 /15

1.5 《徐文伯序》考证 /15

1.6 《扁鹊镜经》内容特点与学术价值 /16

2 扁鹊名称考 /18

3 扁鹊著作与成书背景 /20

3.1 扁鹊著作创作背景 /21

3.2 扁鹊著作与河间献王 /24

4 《扁鹊内经》的发现过程 /25

4.1 徐之范抄本《扁鹊内经》特征 /27

4.2 《扁鹊内经》技术难点 /28

5 《秦承祖脉经》与《扁鹊镜经》传承关系 /29

5.1 《秦承祖脉经》概况 /29

5.2 《秦承祖脉经》与慧真医僧 /30

5.3 《秦承祖脉经》重现于明代 /31

5.4 《秦承祖脉经》与徐元文 /33

5.5 《秦承祖脉经》真伪辨 /34

6 《扁鹊镜经》陆懋修本残篇 /37

6.1 陆懋修与《扁鹊镜经》/38

6.2 陆懋修本《扁鹊镜经》来历 /40

1

《扁鹊镜经》源流

《扁鹊镜经》一卷，包括《脉息》《十音》《六十首》《八舍》《通天》《二十七候》《奇恒》《揆度》共八篇，皆为齐襄公与扁鹊问学之辞。今存于南朝秦承祖撰《脉经》(简称《秦承祖脉经》)卷二至卷四中。因其每一篇首都有："扁鹊内经卷四镜经扁鹊姜稽氏撰"，据此得出以下两点结论：①《扁鹊镜经》是《扁鹊内经》卷四《镜经》八篇原文之简称，并且是以单卷名称作为书籍名录的。对于卷名《镜经》或书名的解释，《扁鹊镜经·脉息》记载："明音声之气，知荣卫气交出入也。明声息之律，知脉行所病其处也。故镜经者，脉明如其内照之镜焉。"又《揆度》记载："任之其能，明其事者，内照之镜也。"②《扁鹊镜经》和《扁鹊内经》的著作者，都是"扁鹊姜稽氏撰"。

《扁鹊内经》与《扁鹊镜经》，首先在《秦承祖脉经·徐文伯序》(附录1，简称《徐文伯序》)中，有非常明确的传承路径记载："《扁鹊镜经》者，乃《扁鹊内经》卷四《镜经》八篇也；其闻音声而知脉息形病焉。《扁鹊内经》，乃齐襄公与师扁鹊问学之辞也。历二百年传公甫文伯，又历三百年传淳于意，而盛于汉室也。汉太尉徐防祖父宣，珍录而葆之……熙乃魏晋濮阳太守，徐文伯曾祖也。宋元嘉十九年(公元442年)，太医令徐文伯七十有八，授《黄帝脉经》《扁鹊镜经》《公甫文伯脉诀》诸经予新太医令秦承祖……辑为《脉经》。”这为我们提供了关于扁鹊著作的七项重大文献路径：

①《扁鹊内经》，是扁鹊与齐襄公的问答语录（通过了解齐襄公，就能知道扁鹊著作的成书时间）；

②公甫文伯；

③淳于意，盛于汉室；

④汉太尉徐防祖父抄录；

⑤魏晋徐熙；

⑥南朝初期徐文伯（以上都是《扁鹊内经》传承者）；

⑦传授秦承祖《扁鹊内经》卷四《镜经》，辑入《脉经》(《隋书·经籍志》“秦承祖撰《脉经》六卷”。现有清顺治十六年徐元文珍藏“大明天启六年”杨耀祖抄本)。

在通行文史资料中，东汉班固《汉书·艺文志·方技略》中，已明确记载了“《扁鹊内经》九卷”和“《扁鹊外经》十二卷”。又在魏晋隋唐宋元明清时期的文史资料中，仍然存在许多零散记载《扁鹊内经》单卷名称及单篇文献名录的，如三国《吴普本草》载有“《扁鹊药经》一卷”；《南史》卷三十二《列传二十二·徐文伯传》载有“《扁鹊镜经》一卷”；《隋书·经籍志》载有“《扁鹊陷冰丸》一卷”；宋代《崇文书目》和《通志·艺文略》载有“《扁鹊针传》一卷”；《宋史·艺文志》与明李时珍《奇经八脉考》载有“《扁鹊脉经》一卷”；丹波元胤《中国医籍考》载“《扁鹊镜经》一卷，佚”等。

虽然现在极难目睹这些单本扁鹊文献的内容原貌，但仍可通过徐之范抄本[①]《扁鹊内经·管夷吾记》(简称《管夷吾记》)所载:"姜稽扁鹊撰《外经》十二卷……又撰《内经》九卷,……卷三《脉经》、卷四《镜经》、卷五《明经》、卷六《针经》、卷七《药经》……"得到准确的扁鹊著作名录,并且获知扁鹊著作中的丰富医学成就。

首先针对《徐文伯序》内容考证如下:

1.1 公甫文伯与《扁鹊内经》

在《秦承祖脉经》卷五、卷六中,详细记载了《公甫文伯脉诀》内容。公甫文伯之名,目前由西汉早期韩婴著《韩诗外传》卷一首先记录。但在春秋左丘明《左传》和《国语》中,已有"公父文伯"和"公甫穆伯"记载。因此,充分了解"公父"与"公甫"间的彼此关系,对确定《扁鹊内经》传承路径精准与否,十分必要。

由《左传·昭公二十五年》记载:"春……季公若之姊,为小邾夫人,生宋元夫人,生子以妻季平子。……秋初,季公鸟娶妻于齐鲍文子,生甲。公鸟死……诉于公甫曰……秦姬以告公之,公之与公甫告平子。……公若泣而哀之。……公之使速杀之。故公若怨平子。"其中,季公若与公若、季公鸟与公鸟、季平子与平子、分别是指三个人。晋杜预(公元222年—284年)《春秋释例·世族谱上》记载:"公甫,季孙纥之子。公之,季孙纥之子。"则"公甫"与"公之"为兄弟。

由《左传》记载:季孙氏,源于鲁桓公第四子季友(谥号成,又称季成子)。鲁僖公元年(公元前659年),季友为国相,且世袭之。并以国

① 后详。

相继承人立为季孙某，其余兄弟卿爵则为季公某，如公若与公鸟、公甫与公之、公山与公乘等。季公与季孙一样，皆为季友后人世袭卿爵的标志。

至鲁昭公七年（公元前535年），《春秋经》“冬十有一月癸未，季孙宿卒”；《左传》“十一月，季武子卒”。季孙宿，谥号季武子，季友之曾孙。由《左传·襄公二十三年》（公元前550年）所载：“季武子无适子，公弥长，而爱悼子……弥与纥，吾皆爱之”获知，“季孙纥”谥号季悼子。又《左传·昭公十二年》（公元前530年）载：“十二年，季平子立……季悼子之卒也。”季平子承袭“季悼子”为国相。因此，季平子与《春秋释例》所载公甫（公甫靖，谥号穆伯）等，皆为季孙纥之子无疑。那么公甫与季公甫、公之与季公之，同样是指两个人，这对于确定“公甫”姓氏的来源，十分重要。

《左传·定公五年》（公元前505年）载：“《经》六月丙申，季孙意如卒。《传》六月，季平子行东野还未至，丙申卒于房（季孙意如，谥号季平子）。……九月乙亥，阳虎囚季恒子（季平子之子）及公父文伯。……十月……庚寅大诅，逐公父歜及秦遄，皆奔齐。”其中，鲁定公五年十月，公父歜因被驱逐而逃奔至齐国，但公父歜与公父文伯是否为同一个人？

由《国语·鲁语·敬姜论劳逸》载：“公父文伯退朝……文伯曰：以歜之家而主犹绩，惧憾季孙之怒也。其以歜为不能事主乎！”因此确定，公父歜谥号公父文伯。公父是文伯承袭卿爵之称谓。《国语·鲁语·敬姜之哭》又载：“公父文伯之母，朝哭穆伯，而暮哭文伯。”以及《太平御览·礼仪部》卷二十九：“穆伯，鲁大夫季悼子之子公甫靖也。敬姜，穆伯妻，文伯歜之母也。”穆伯为季公甫之谥号，文伯为季公父之谥号。因此，公父文伯为季公甫之子。公甫与公父之间呈父子关系，二者不能混淆，且在汉以前，并未作为姓氏。至西汉时，以公甫为姓，且季公甫为文伯之父，又“子”不能以“父”为称，故韩婴称为“公甫文伯”与“公甫歜”。这也是东汉太尉徐防抄录《公甫文伯脉诀》时，针对姓氏所作的修正依据。并将《公甫文伯脉诀》，由家族方式传至徐文伯，进而授予秦承祖。因此延用《秦承祖脉经》原始记载，不予改动。

既然公甫文伯与《左传》记载相吻合，就容易确定公甫文伯与《扁鹊内经》的传承关系，并通过以下五点来明确：①依据《左传·定公五年》记载鲁定公五年（公元前505年）十月庚寅，公甫文伯被阳虎驱逐而奔齐国；②直至鲁哀公即位（公元前494年），才回到鲁国（如《左传·哀公三年》，公甫文伯已经在鲁国针对火灾献计献策）；③公甫文伯之母敬姜，为齐国公主（《国语》《礼记·檀弓下》）；④在齐国十年期间，公甫文伯不仅系统学习《扁鹊内经》，并且择要编撰成为《公甫文伯脉诀》；⑤公甫文伯亲自目睹《扁鹊内经·管夷吾记》等详细内容。这样，《公甫文伯脉诀》成书时间，是在公元前506年至公元前495年之间。这与《扁鹊内经》成书时间相距近二百年。并且《公甫文伯脉诀》得以幸存至今，《秦承祖脉经》功不可没。

特别是西汉早期淳于意《诊籍》（见《史记·扁鹊仓公列传》）记载的多条“《脉法》曰”内容。如，齐王中子诸婴儿小子病案：“脉来数疾去难而不一者，病主在心”；齐丞相舍人奴案：“病重而脉顺清者，曰内关。内关之病，人不知其所痛，心急然无苦”等六条，在《公甫文伯脉诀》上卷都有相同记载。由此确定，《公甫文伯脉诀》，是由淳于意（仓公）的老师——公乘阳庆家族传承、沿袭，而又传授于仓公的；并与《扁鹊内经》

等著作一起，通过淳于意及多位弟子的传播，而保存、流传、延续至东汉时期。因此，公甫文伯与淳于意，都是扁鹊学派的关键人物。

1.2 淳于意与扁鹊著作

淳于意是扁鹊著作兴盛于西汉朝廷及官方传承的传播者。由《史记·扁鹊仓公列传》记载：汉文帝四年（公元前176年）时，淳于意39岁。可知淳于意生于公元前215年，且先后师从于公孙光和公乘阳庆。并于高后八年（公元前187年）师从于庆。至文帝四年，“庆已死十年所”。由于司马迁以“高后”纪年共有15年。而且高后十五年（公元前180年）与文帝四年、“庆已死十年所”（公元前187年—前176年）三者贯通。所以，公乘阳庆传授扁鹊之书的时间为公元前187年。这与《公甫文伯脉诀》成书时间，相距三百余年。

又在《史记·扁鹊仓公列传》中，详细记载了淳于意回答汉文帝的《诊籍》，及传授众多医学继承人的情况（如宋邑、高期、王禹、冯信、正方、杜信、唐安等）。且淳于意所传授的医学课程名称，皆为《扁鹊内经》中的具体篇名。如《五诊》《经脉》《奇络》，皆为《扁鹊内经》卷三《脉经》之篇名；《结当》《论俞》《砭灸》，皆为《扁鹊内经》卷六《针经》之篇名；《论药》《定五味》《和齐》《汤法》，皆为《扁鹊内经》卷七《药经》之篇名。

特别是在《史记·扁鹊仓公列传》“齐王侍医遂病”案中，载有“遂曰：扁鹊曰阴石以治阴病，阳石以治阳病。……臣意曰：公所论远矣，扁鹊虽言若是，然必审诊，起度量，立规矩，称权衡，合色脉表里、有余不足、逆顺之法，参其人动静，与息相应，乃可以论。”从中了解到，“侍医遂”同样拥有《扁鹊内经》。“遂”所引用的扁鹊语句，与徐之范抄本《扁鹊内经》卷七《药经》中的记载相同。而淳于意所引用的“起度量……与息相应”，与《公甫文伯脉诀》下卷中的语句相同。由此得出以下五点：①《公甫文伯脉诀》是《扁鹊内经》的学习心得和经验体会；②将公甫文伯与扁鹊学术融合贯通、精深运用，是淳于意的优势特征；③扁鹊著作在西汉时期，仍然存世较多，并非只有淳于意之师——公乘阳庆一人拥有；④淳于意与“侍医遂”二人掌握的《扁鹊内经》必然相同（“臣意曰：公所论远矣，扁鹊虽言若是”）；⑤淳于意及其弟子的后代中，不乏将扁鹊著作进一步传承发扬者。

这样，自汉文帝四年以来，历经一百五十年，至公元前 26 年期间，西汉·刘向、李柱国等编《别录》时，扁鹊著作被官方载录。以及刘歆《七略》、班固《汉书·艺文志》复查、审核《扁鹊内经》《扁鹊外经》时，二者仍然存于世。特别是徐宣作为汉末新帝王莽（公元前 45 年—公元 23 年）的易学教授（《后汉书·徐防传》，见下文），则与刘向、刘歆等应属同一时期为臣。并且徐宣之孙（汉太尉）徐防，与班固是同一时期为臣。从而进一步证实《徐文伯序》中，徐宣所抄录的《扁鹊内经》祖本，与淳于意、“侍医遂”等传承的扁鹊著作之间，存在非常明确的直接关系——同源传抄，一脉相承。

1.3 徐宣抄录《扁鹊内经》

据《后汉书》卷四十四《邓张徐张胡列传第三十四》记载：“徐防字谒卿……祖父宣，为讲学大夫，以《易》教授王莽。父宪，亦传宣业。”徐宣是西汉王莽时期易学教授。因《扁鹊内经》明显记载“归藏”文字，如《扁鹊镜经》中的《八舍》《通天》《二十七候》三篇内容等。又据汉·徐防之子徐衡所著《脉经》（简称《徐衡脉经》）卷中《八舍解》记载："圣医扁鹊者，《归藏易》之传人也。故曾祖徐宣录《扁鹊内经》以葆之焉。"又，徐文伯先祖在汉武帝"元光（公元前134年）受命以来，世举孝廉，并业医易。"（徐文伯撰《脉经诀》）以及《扁鹊内经》早已在汉文帝四年（公元前176年）由淳于意公开于汉室，所以徐宣抄录《扁鹊内经》之底本，在其家族传承已百年有余，只是传到徐文伯手中的《扁鹊内经》为徐宣抄录，非其他先祖所抄而已。因此徐宣抄录《扁鹊内经》成立，且徐雄为徐文伯之子，直系传承《扁鹊内经》至徐之范等，也就自然顺理成章。

1.4　徐文伯传授秦承祖

由《徐文伯序》（见"附录1"）原文可知，徐文伯（公元364年—453年，享年89岁）不仅将《扁鹊内经》完整传承至徐之范父辈，并且传授给秦承祖。在徐文伯升职"给事黄门侍郎"之时，秦承祖成为徐文伯的奉旨接班人。所以，徐文伯无论如何，都会做到师徒传承礼仪的。因此，徐文伯选取《扁鹊内经》最难掌握和运用的卷四《镜经》授予秦承祖，这也是《秦承祖脉经》与《扁鹊镜经》渊源传承的主要文献依据——《徐文伯序》。

1.5　《徐文伯序》考证

对于《徐文伯序》所载徐氏家族抄录传承《扁鹊内经》的长期历程，我们可以通过现有出土文物——《徐之范墓志》（整墓1973年挖掘，墓志1976年收集，现藏于山东省嘉祥县文物管理所）记载内容，进行细致核实。

《徐之范墓志》载："汉太尉（徐）防之后，十二世祖（徐）饶"，以及"祖徐文伯，宋给事黄门侍郎。"这些都与《徐文伯序》所载传承和落款一致。并且《徐之范墓志》又载："父（徐）雄……兖州刺史""公第四弟之权""卜此葬地，得泰卦。"显然，公就是徐之范（公元507年—584年）。其四弟徐之权，仍然沿袭和持守易学专业。这与《后汉书》记载一致。并且南朝徐文伯撰《脉经诀》（简称《徐文伯脉经诀》，成书于"晋义熙十二年"）卷中《论经后脉》记载："余祖自汉元光（公元前134年）受命以来，世举孝廉，并业医易，逮今五百五十年矣。……晋义熙十二年（公元416年）……散骑常侍徐历起文伯于建康德秀府邸。"徐历起，字文伯，号德秀（府邸名）。以上充分说明徐文伯家族并非只是官宦和医家，还是易学专业的持守者。

在《徐之范墓志》中，还记载徐之范共有十二位儿子（古代有些长子与幼子相差40岁者，都不足为奇。即便现在，亦有亲兄弟长幼相差30岁者。徐文伯是否也儿子众多呢？或者徐之范是徐雄（徐文伯第六子）中年后得子。不然祖孙年龄何以悬殊55岁？），但继承医学者甚少。因即便成为御医或太医，当时也只是一名九品小官而已。所以，《秦承祖脉经·徐元文序》（附录4）有："举子知医，乃忠仁孝义之备矣。"在古代士大夫眼中，医只是养身寿亲、应急备用的业余职业而已。

1.6 《扁鹊镜经》内容特点与学术价值

《扁鹊镜经》虽然仅有八篇原文，但却完整记载了八舍与十音、六十首与二十七候、奇恒与揆度、脉息与环境（《扁鹊镜经·通天》）相互融合的方法步骤。主要是以呼吸禀音脉息法、声学识别检测法、精气津血测量分析法、音舍气象分度法等四大基础方法构成的分析医学技术。

运用音、声、息、律、脉、舍六种人体特征反应，作为声学医学的信息载体，以经络盛衰作为检测标志、营卫盈虚作为测量标准、脏腑穿凿作为四维整体观的鉴别分析纽带。并以归藏、奇恒、揆度、六十首法等，深度解析《扁鹊镜经》原文蕴涵的技术成果，主要为人类创造了分析医学、扁鹊声学和归藏技术相融一体的扁鹊医学技术。

但《扁鹊镜经》众多字符语言和技术密码艰深晦涩，古今不同语言之间，存在表达方式上的差异。因此，唯有精准解析、精密解码它所蕴藏的深度密匙机制，才能呈现绚丽璀璨的科学通道和医学盛景！

《扁鹊镜经》的学术价值，主要体现在以下几个方面：

①《扁鹊镜经》完整保存了《黄帝内经》失传已久的“奇恒”“揆度”“六十首”“归藏”四大技术方法和具体内容。如《素问·方盛衰论》“奇恒之势，乃六十首”；《素问·玉版论要》篇“揆度者，度病之浅深也”“行奇恒之法，以太阴始”；《素问·经脉别论》“合于四时，五脏阴阳，揆度以为常也”；《素问·六元正纪大论》“太阳所至为寒府，为归藏”；及《素问·阴阳应象大论》载有“归藏”重点内容。但都亦然是仅存其名，而无具体方法和完整内容。

②《扁鹊镜经》保存了古代失传的生物音律技术。如“准甬宫商角徵羽穌”八音“之度”“气化十音”“奇偶十二律”“六十首之势”等。不仅是《扁鹊镜经》识别检测呼吸音、禀音和脉音过程的主要技术方法，也是奇恒、揆度、归藏、六十首等分析方法的技术枢纽。但除“曾侯乙编钟”

铭文（湖北省博物馆）稍有记载外，其他通行文献皆罕见稀载。

③《扁鹊镜经》解开了“千古伪书”《古三坟·归藏易》的千古真谛——归藏六十四卦爻象之迷。并由归藏六十四卦平衡序列，进化成为64组相邻四气组合（表象为64卦◇256气⊕64组，又称归藏级联效应，详附录5《扁鹊镜经初探》“归藏解密”），乃至百亿码符及编程的区块链编码，这也是医学发展的工程基础。

④《扁鹊镜经》完整保存了久已失传的医学分析识别系统，包括《脉息》、《通天》、《二十七候》、“五十营之音”、“五脏穿凿之度”等生理测量法，以及音、律、候、舍、声、息之度的生物测量及识别分析方法，成为医学数学与生理测量的最早经典和技术先驱。

2

扁鹊名称考

在现有通行文史资料中，“扁鹊”之名，首见于春秋战国期间《鹖冠子·世贤》篇中。主要讨论“春秋五霸”和“扁鹊三兄弟”两大事件，结论为“使管子行医术以扁鹊之道，曰桓公几能成其霸乎！”如果让管仲与扁鹊一样，都成为杰出的医学家，那么齐桓公也就不会成为霸主了。强调“五霸”领导者的风范，是既要知人，更要善用。

战国末期《韩非子·喻老·扁鹊见蔡桓公》，是记载“扁鹊”史料的著名典籍文献。对于“蔡桓公”这一真实人物而言，孔子《春秋经·桓公十七年》记载“……六月丁丑，蔡侯封人卒。秋八月，蔡季自陈归于蔡；癸巳，葬蔡桓侯。”可知“蔡桓侯”之名“封人”，去世时间为鲁桓公十七年（公元前695年），爵位为侯，谥号尊为公。《左传》亦载“蔡桓侯卒”于“（鲁）桓公十七年”（齐襄公三年）。这一时间段，与《徐文伯序》所载“《扁鹊镜经》者……乃齐襄公与师扁鹊问学之辞也”相一致（春秋早期）。而且《扁鹊内经·管夷吾记》早已记载：扁鹊作为“枢密之官”“使游士一万二千人，各周游于四方，以号召收求天下贤士”。所以，《韩非子》所载《扁鹊见蔡桓公》中的扁鹊，一定是扁鹊团队中的外交使者（游士）。但要比司马迁《史记·扁鹊仓公列传》所载“扁鹊与齐桓公”内容，更加具有文献价值。特别是《史记》所载：“扁鹊者……姓秦氏，名越人”，与《扁鹊镜经》每一篇首中的“扁鹊姜稽氏撰”，亦悬殊甚大。

《秦承祖脉经》卷五和卷六中，特别保存了春秋晚期《公甫文伯脉诀》全文。由《公甫文伯脉诀》记载：“齐襄公之臣，扁鹊，姜稽氏，枢密之官也。齐庄公三十九年（公元前756年）九月九日，扁鹊生于旦……齐桓公二十五年（公元前661年）十月七日，扁鹊于寝而终矣。”扁鹊（公元前756年—前661年，姜姓，稽氏，名扁鹊，享年95岁），为春秋早期齐国“枢密之官”。《管夷吾记》精确记载：“姜稽扁鹊撰《外经》十二卷……又撰《内经》九卷。”（详见“3扁鹊著作与成书背景”）这与《汉书·艺文志·方技略》载录相同。只是文史者并未仔细阅读“方技”书籍，仅署有“著作者名”，又略其姓氏而已。因此确定，《扁鹊内经》的作者为“姜稽扁鹊”，并非《史记》中的“秦越人”。

《公甫文伯脉诀》又载：“齐襄公，诸儿，姜吕氏，庄公四十九年（公元前746年）十月十日吉旦生。僖公一年（公元前731年），立太子；

三十三年（公元前 699 年）十二月，位齐君。襄公十二年（公元前 686 年）十二月四日未时，遇逆害而亡也。”齐襄公（公元前 746 年—前 686 年，姜姓，吕氏，名诸儿，享年 60 岁），为春秋早期齐国第三位国君（西周齐国第十四位国君），在位时间为公元前 698 年—前 686 年。因此得出，《扁鹊内经》成书时间，是在公元前 686 年之前。

关于齐襄公死亡时间的文献记载很多。如通行《春秋经·庄公八年》载：“冬十有一月癸未，齐无知弑其君诸儿。”以及《左传·庄公八年》记载：“（齐）僖公之母弟（母亲的弟弟），曰夷仲年（齐僖公之舅），生公孙无知（齐僖公之表弟），有宠于僖公，衣服礼秩如适。襄公绌之。二人因之以作乱。……（鲁庄公八年，齐襄公十二年）冬十二月，齐侯游于姑棼，遂田于贝丘。……遂杀之，而立无知。”即使《公羊传》与《谷梁传》所载齐襄公死亡时间也是“冬十有一月癸未”，但《公甫文伯脉诀》和《管夷吾记》所载内容，很少受到文史学者思想的影响，所以仍然保存原始记录——“十二月”。这也是《左传》可贵的一点。进一步证实，《公甫文伯脉诀》所载资料的客观可靠和文献价值意义。

3

扁鹊著作与成书背景

由徐之范抄本《扁鹊内经·管夷吾记》（辑校者经过长期调查，结论是：现藏瑞士宝盛银行苏黎世金库）记载：“……齐庄公三十九年（公元前 756 年）九月九日，扁鹊生于旦。……齐僖公十五年，……姜稽扁鹊撰《外经》十二卷，……卷九《考工记》……又撰《内经》九卷，……卷四《镜经》……人之事者，有外事，有内事。外事以物，内事以身。物以养也，身治万物；身物兼者，人之道也。物丰适于身者，《外经》之至也。身众得以养者，《内经》之数也。至数极而道不惑者，枢密之能事矣。……齐桓公二十五年（公元前 661 年）十月七日，扁鹊于寝而终矣。……"

《管夷吾记》准确记载了扁鹊生平、姓氏和官职，对扁鹊著作成书过程、篇章名称的记载都非常详细。《管夷吾记》是完整记载"扁鹊"之名的最早珍贵文献。

3.1 扁鹊著作创作背景

《管夷吾记》非常明确地告知我们，西周稳定三百余年，社会经济和科技文化都得到稳步发展。特别是齐庄公在位六十四年，为齐国经济和科技发展做出卓越贡献。至齐僖公时期，扁鹊和太子时期的齐襄公，都身处科技鼎新和兴盛时代。因此，以扁鹊为首，开展了对诸国进行科学技术普查与调研文书记录。并通过对科技调研文书系统整理，首先完成了《扁鹊外经》十二卷，包括农士公商工军鱼盐等。这使扁鹊不仅拥有渊博深厚的知识结构，并且接触众多科技掌握者和技术鼎甲人物。

如《管夷吾记》记载："渔公敝筍，善谋而治于鱼。人以得敝筍之鱼为幸。"渔公敝筍，是当时一位高深谋略家和渔政管理者。齐僖公十六年（公元前 716 年），太子诸儿春游，至敝筍之鱼所。太子乘舟于波，而见水中之鱼，各自成群，随舟而游，群如云朵，伴太子舟行而畅，舟止而止。太子舟到之处皆然。敝筍咏曰："造舟为梁（注：《诗经·大雅·大明》“造舟为梁”），不显其光。敝筍在梁，其鱼鲂鳏。齐子归止，其从如云。”（齐僖公）十七年夏，太子步度敝筍鱼所水桥上。则见水中之鱼，皆随太子度步而跃。鱼跃之众，犹如雨淋腾溢。敝筍咏曰：“造桥为梁（注：《说文》：“梁，水桥也。”），不显其影。敝筍在梁，其鱼鲂鲊。齐子归止，其从如雨。”齐僖公十八年秋，太子行于堤而走，即见水中之鱼，如水涌之流，皆傍堤而游，以太子之行止，而鱼游随之也。敝筍咏曰：“造堤为梁（注：《尔雅·释宫》：“堤谓之梁。”），不显其声。敝筍在梁，其鱼唯唯。齐子归止，其从如水。”故敝筍成为诸儿及扁鹊科技团队的主要成员之一。

春秋时期（公元前770—前476年），是中华文明最丰富深厚的科技盛世与医学进步时代之一。扁鹊是春秋时期科技创新大时代的卓越代表。齐僖公时期的枢密大臣扁鹊，与太子时代的齐襄公兴趣相同，都高度重视科技人才队伍建设和培养。包括古代“方技”（技术掌握者）和“工”（技术从业者）等，都是当时对科学领域和技术人员的称谓。

从齐僖公十五年（公元前717年），太子与扁鹊等人一起，开始对诸国科技种类、技术方法掌握和从业人员分布情况，展开广泛普查与深入调研。据《管夷吾记》统计，包括“方技者三万二百四十九”“工者一六万四千七百九十二”，成为春秋早期科技人员队伍兴盛的写照。并且医学技术方法的掌握者和从业者（如《周礼》载有药工、医工、针工、砭工等），同样属于科技领域等。齐襄公继位后，采纳敝筍之策，以六年时间，对纪国展开围攻而不伤民，废君而齐纪合一的战略，继而获胜。

其中“枢密之官”，类似现代国家保密局局长、国家科学院院长等机要高层职务。扁鹊不仅建立了强大的科技队伍，并且制定了完善的管理体系——以三十人为团队核心，“皆行智之同，而取智之奇”，并“使游士一万二千人，各周游于四方，以号召收求天下贤士”(《管夷吾记》)。这使扁鹊不仅拥有众多优秀科技人员，并为齐国储备了深厚科技财富。所以，扁鹊之师，皆为当时科技精英人士。扁鹊贵在融会贯通、融合发展，例如取得了分析医学、扁鹊声学、归藏技术相融一体的卓越成就等。

《管夷吾记》明确记载了扁鹊、齐襄公、管仲、敝笱等三十名主要成员为核心领导的团队任务。扁鹊作为前辈，管夷吾作为科技调研的主要成员，并且都是齐襄公时期的大臣。而且管仲还是详细记载扁鹊著作名录分类的最早文献记录者和主要文书保管者。包括《扁鹊外经》卷九《考工记》，也是以扁鹊为首的科学调研成果及深度技术载录之一。

所以，《管夷吾记》所载内容非常详实和精细，且全文共计 3 697 字。文中详细记载了扁鹊对于众多测量算法和技术方法的重复验证与检测改进、融合创新过程，以及与众位大臣共同讨论“闻声识病”的社会实践经历。这也是《扁鹊镜经》之所以把音律测量方法，融合于脉搏检测中的技术背景。使《扁鹊镜经》不仅成为数学测量法与医学技术、声学领域相融合的最早科技成就，还开创了扁鹊声学与分析医学融合发展的尖端科学技术。

由于《扁鹊镜经》和《考工记》，二者都与《周髀算经》相继不远。所以在《考工记》和《扁鹊镜经》中，技术是学术的灵魂和基础，数学是技术与学术殿堂的利刃。特别在音律及乐器铸造技术中，扁鹊开创的精密测量（如“音之分度”“舍之分度”“脉律分度”）与物理检测（如“取之天突，其厌乃发”“脉音之法”等）分析技术，对春秋盛世和科技发展，都产生了深远影响。例如“曾侯乙编钟”铭文中，就明确载有齐国音律等。

《扁鹊内经》是在“神农衍之，黄帝贵之，师之所传，过于金玉”（《扁鹊镜经·脉息》）基础上，融合创新、弘扬发展所形成的医学著作。所以，扁鹊医学著作的传承，也是以继承、发扬、创新、发展作为治学纲领和传承路径的。

3.2 扁鹊著作与河间献王

由于现存《考工记》，是由西汉河间献王刘德，为弥补《周官·冬官》之缺，而摘录《考工记》以补之，被意外保存下来的。其中，河间献王刘德（在位时间公元前155年—前130年），为西汉早期藏书家，不仅与淳于意相距很近，且与齐鲁诸生交谊广博。所以，河间献王刘德也是直接见证《扁鹊外经》和《扁鹊内经》的主要成员。

虽然于公元前26年刘向《别录》、刘歆《七略》，以及班固时期，《扁鹊外经》仍然存世，但并未引起社会重视和传承。因此《扁鹊外经》于汉末毁亡，确实难以避免。并且自汉末之后，再也没有《扁鹊外经》的相关信息。包括徐文伯在内，都未能亲自目睹《扁鹊外经》具体内容。所以在《徐文伯序》中，仍以《周官·考工记》作为文献名录。显然极其重视《扁鹊内经·管夷吾记》所载《扁鹊外经》卷次内容。并以“智者创物，巧者述焉，守之世，谓之工。”实事求是地阐明了《扁鹊外经》的写作立场。

这样，西汉晚期徐宣抄录《扁鹊内经》并传承，尤其值得称颂。而且成为东汉徐防、徐衡、徐饶、徐臧，魏晋徐熙、徐秋夫，东晋徐道度等，南朝徐文伯等；北齐徐之才、徐之范等十九位医学成员的学术专长。特别是徐之范运用朱砂墨，再次抄录的《神医扁鹊内经》卷柱本，是目前唯一存世的《扁鹊内经》完整本；虽然现在珍藏于瑞士宝盛银行苏黎世金库中，但只要通过坚毅持续和不懈努力，就一定能够让《扁鹊内经》早日回家。

4

《扁鹊内经》的发现过程

1972年徐倬习诵医文，至1978年，祖父传授家藏《秦承祖脉经》，从中发现《扁鹊镜经》等大量古籍珍贵文献。并于1980年，得到山东中医学院温热病教研组徐国仟、李克绍两位教授的高度赞同和认可。又因当时涉及徐氏家藏秘籍和传家宝属性，所以李克绍教授郑重推荐，让我按传统拜师仪式，正式拜山东中医学院徐国仟教授为师，专心学习中医脉诊和古籍训诂等。并由祖父和徐国仟两人，先后为《扁鹊镜经》逐字断句和解读。

徐国仟恩师通过《秦承祖脉经·徐文伯序》文，了解到徐文伯家族传抄《扁鹊内经》文献资料。那么，西阳王徐之范，作为徐文伯之孙，是否也会传承、抄录《扁鹊内经》？于是，由祖父和徐国仟恩师决定，我们三人一起于 1981 年暑假，到山东省嘉祥县满硐乡杨楼村，针对“徐之范墓”具体详情，进行为期一个月的实地深入走访。

据山东省嘉祥县 1973 年间参与实施和开掘徐之范墓的几十位村民讲：徐之范墓中当时有很多金银玉器、书籍和精美壁画。而最有名的是以“朱砂油”在厚纸上抄写的《神医扁鹊内经》。我们三人亲自找到收藏抄本的老人，并有幸目睹《神医扁鹊内经》原文全貌：首卷开篇就是“扁鹊姜稽氏，齐僖公襄公之臣”，且九卷九经七十二篇之名，皆有“神”字。由徐之范抄录并作《跋》文记载：“读扁鹊书，见其字，不得其旨，何也？未能静思潜修、博智透远也；乃敏悟慧察，与扁鹊之意未通也。神者，慧悟之缘，参悟之敏，静悟之思，潜悟之博，透察之语也。”篇首添加“神医”，以及“朱砂字”写录，都是徐之范精诚敬仰扁鹊之意，所以仅在每一篇首之前添加了“神医”两字而已。

通过《神医扁鹊内经》卷四《镜经》，与《秦承祖脉经》卷二至卷四内容对比，只是段落及篇题次序并不一致。但已证实《秦承祖脉经》摘录《扁鹊镜经》原文，确实属于《扁鹊内经》卷四《镜经》内容。遗憾当时没有照相设备。因此，徐国仟恩师建议藏者以钢笔重新抄录一份《神医扁鹊内经》。

直至 1984 年再次来到藏者之处，购得《神医扁鹊内经》钢笔重抄稿，作为研究《扁鹊镜经》参考资料，并成为笔者专心倾注、潜心研究扁鹊医学源流的资料支持。同时获知，藏者已经将《神医扁鹊内经》转让给一位来到当地探亲的香港收藏家。主要是因“武平五年西阳王徐之范录”而收藏。又据《徐之范墓志》所载：“武平三年（公元 572 年），除（拜受官位）太常卿、西阳王（爵位）。四年，……太常卿、封爵如故。捧玉壶以待问，置绵蕝而定仪……如殷宝鼎。”从中证实西阳王只是徐之范享受的爵位而已。

特别是徐国仟恩师建议：“对待秘籍，要研究透，出成果。只有这样，才有可能成为经典。”铭记恩师教诲，专心倾注并潜心沉浸于《扁鹊镜经》研究之中。通过大量中医古籍和文史资料，对《秦承祖脉经》《扁鹊镜经》《扁鹊内经》的相互传承关系，以及《扁鹊镜经》的详细技术方法，都进行了详细严谨的解译诠释和深入考证，对《扁鹊内经》传承路径及与世隔绝的客观特征等，亦都进行了长期调研和精密分析，但依然无法按捺溯本究源这一文献情结，终于又在2013年7月，毅然委托香港律师全球查询“朱砂字”《神医扁鹊内经》讯息。曾于1988年在英国拍卖之后，已被北美竞买者转入瑞士宝盛银行苏黎世金库珍藏至今。

4.1 徐之范抄本《扁鹊内经》特征

西阳王徐之范，以21cm×485cm长幅硬厚楮皮纸、朱砂墨手写，卷柱状、帛束裹，共十个卷子（含记、序、跋文十多篇），外装檀盒。且“楮皮纸”在北魏贾思勰《齐民要术》卷五《种谷楮》（公元540年著）中，已有明确记载。徐之范享受西阳王爵位时间为公元572年—578年。这在《徐之范墓志》均有明确记载。徐之范晚年一直生活在晋阳县（今山西省太原市晋源区）宅，如《徐之范墓志》载：“晋王（杨广）帝子（隋文帝之子）出抚汾绛，以公宿望，诏追翼辅。扬风未远，逝水云追。开皇四年（公元584年）四月廿六日卒于晋阳县宅。”很显然，徐之范具备奢华抄录（如：朱砂墨、楮皮纸、卷柱状、帛束裹、檀盒）《神医扁鹊内经》，并与《扁鹊内经》永世相伴的心理。然而徐之范是在山西晋阳县宅抄录《神医扁鹊内经》的，又与山东嘉祥县相距甚远，为何在此被发现？这在《徐之范墓志》文中记载非常详细："……以开皇四年岁在甲辰十二月……还葬于金乡县都乡节义里英山之西（今山东省嘉祥县满硐乡杨楼村西南英山）"等。因此《扁鹊内经》有幸留存，而再次珍藏成为了医学界的暂时缺憾，但只要《扁鹊内经》依然存世，必然成为人类医学发展史上的璀璨明珠。

4.2 《扁鹊内经》技术难点

徐之范抄本《扁鹊内经》，不仅内容极为丰富，蕴涵极为广泛，而且技术极其精深，范畴极其宽广。例如其卷四《扁鹊镜经》中，不仅技术内容精深渊博，而且字符神隐难解，所以历代医家难窥其旨。因在对扁鹊经文旨意理解时，不仅要针对扁鹊技术方法中的众多字符进行精准解密，还要针对扁鹊技术语言中的精奥文辞进行深度解析。主要是历代知识人群中，很少有人完全理解扁鹊技术语言和众多字符的真实本质。特别是归藏技术失传的时间，要比《扁鹊内经》更早，扁鹊医学时代之后，如五代时期，就已经无人能够掌握归藏技术的具体内容和技术本质了。

《扁鹊内经》本来就是科技创新时期的尖端前沿技术，不但古人掌握运用《扁鹊内经》不是一件容易的事，即使在科技发达的今天，仍有众多无法解决的扁鹊技术，如《扁鹊镜经·揆度》篇"生生之法""生生之数"与现代生物活性，《八舍》篇"七十二舍"与"七十三舍"的六竟盈虚节律，《二十七候》篇"五十营之音"与生理病理反应，《通天》篇归藏纠缠与生命活动间的级联反应瓶颈等，都是亟待解决的科学难题。

5

《秦承祖脉经》与《扁鹊镜经》传承关系

《徐文伯序》详细记载了《秦承祖脉经》内容范畴与目的意义："元嘉二十年，秦承祖辑《黄帝脉经》《扁鹊镜经》《公甫文伯脉诀》为《脉经》，合《明堂》《针经》《本草》《辅行诀》为医之五经，奏置医学署，以广教授焉。"

很显然，这篇《徐文伯序》所载《扁鹊镜经》来历，要比唐李延寿编《南史》卷三十二《列传第二十二·徐文伯传》所载"融与东海徐文伯兄弟厚。文伯字德秀，濮阳太守熙曾孙也。……熙开之，乃《扁鹊镜经》一卷"的传奇色彩，更加客观和实际。具体针对《秦承祖脉经》予以说明如下：

5.1 《秦承祖脉经》概况

《秦承祖脉经》是南朝宋元嘉二十年（公元443年），太医令秦承祖辑、徐文伯作序的一部"脉学"专著，也是《隋书·经籍志·子部》所载七部"脉经"之一。唐魏征等编《隋书·经籍志》载"《脉经》六卷，秦承祖撰。"这与现存徐元文藏（清顺治十六年撰序而藏，见附录4）《秦承祖脉经》抄本卷次一致。并且秦承祖广泛传授其《脉经》三十余年，至南齐梁陈隋唐，均延续之。所以《唐六典·太常寺》卷十四："宋元嘉二十年，太医令秦承祖奏置医学，以广教授。"这与《徐文伯序》记载非常一致。

由于《秦承祖脉经》与《扁鹊内经》一样，字符深奥，医家难窥其旨。所以容易废弃虫蛀、销腐毁亡。然而在现存《秦承祖脉经》两篇跋文和《徐元文序》中，都明确记载了《秦承祖脉经》传承的每个阶段和历程，并且相互介绍了跨越千年的漫长传递过程。这都充分表明，《秦承祖脉经》保存流传至今，确实是一件极其珍稀和值得加倍保护的医学科技典籍文献。

5.2 《秦承祖脉经》与慧真医僧

由《秦承祖脉经·慧真医僧跋》（附录2）记载：南朝梁（公元502—557年）殷不害（为唐初开国将领殷开山祖父）抄录《秦承祖脉经》，传至唐代殷开山（隋开皇七年石艾县令）及慧真（为殷开山的老师和密友）。秦承祖在刘宋期间创立"医学署"和"以广教授"（《徐文伯序》和《唐六典·太常寺》）的医学传承方式，一直延续到唐代。因此梁中书殷不害抄录《秦承祖脉经》的时间具有可溯源性，而且是不可证伪的。所以，慧真才会把"《秦承祖脉经》《外经微言》《辅行诀》"三书，尊为"镇寺三宝"。并于"大唐咸亨四年（公元673年）冬月晦日"，在慧真隐身安息之所禅岩洞中，将"三宝"蜡封秘藏于隐静之处。其"禅岩洞者，悬崖自然之洞"位于今山西省阳泉市平定县（古称石艾县）狮子山，离地两丈有余。故能隐世千年得以保存而无损，本来就是藏书界的一种奇迹。即使明代万历年间，真一道人久居禅岩洞中三十年，也是偶然无意发现而已。

5.3 《秦承祖脉经》重现于明代

《秦承祖脉经·杨耀祖跋》(附录3)中，非常明确地告诉我们:“真一道人汪健阳”，隐居禅岩洞三十年许。万历四十五年(公元1617年)，无意觅得“慧真三宝”(即慧真医僧的“镇寺三宝”)。

杨耀祖(公元1605年—1695年)，字丕显，堂号慈庵，法名原济。太原石艾(今山西省阳泉市平定县)人。自幼习儒而通医，精医学，善辨证，仕“兵部进士”，绶“金陵医王”皇匾，任“真江卫署”(卫，是指明代军区驻地。真江，是南京“仪真卫”与苏州“胥江卫”的合称或上级)。万历四十七年(公元1619年)，随师汪健阳(真一道人)精习导引和诸医经。“勤读深悟汪师满洞之藏书，及师祖汪宦(嘉靖双医——太医与法医)遗藏北宋医刻三百卷焉。”

明天启五年(公元1625年)，汪健阳携杨耀祖来到禅岩洞中之密洞，开始传授《秦承祖脉经》。由杨耀祖对《黄帝脉经》《扁鹊镜经》《公甫文伯脉诀》分别抄录完成时间的落款可知，于“天启五年九月”完成“卷一《黄帝脉经》二十一篇”的抄录。又历经十三个月，完成“卷二至卷四《扁鹊镜经》八篇”的完整抄录。再经历四个月，于“天启七年正月二十日”完成“卷五和卷六《公甫文伯脉诀》”的精细抄录。

《秦承祖脉经》卷一所载《黄帝脉经》之名，最先由《黄帝内经·素问·示从容论》记载为“《脉经》上下篇”；宋晁公武《郡斋读书志》记载“《黄帝脉经》一卷二十一篇”；南宋施发《察病指南》卷中《七表脉》“实脉”载有“《黄帝脉经》于关部之脉实，腹满寒疝下痢”，与其《九道脉》“长脉”载有“《黄帝脉经》无长脉，有散脉。云：大为散，乃阳盛阴虚之脉”等。

然而《秦承祖脉经》六卷，不仅载有“《黄帝脉经》二十一篇”，还因其余五卷记载了《扁鹊镜经》和《公甫文伯脉诀》，既补充其他《脉经》不足而珍贵稀有，更弥补其他《脉经》完全缺失的《扁鹊镜经》独特内容——奇恒分析和归藏技术等。

既然慧真医僧于“大唐咸亨四年（公元 673 年）”已经将《秦承祖脉经》蜡封并密藏。那么五代之后的宋代晁公武，其所记载的《黄帝脉经》二十一篇，竟然与《秦承祖脉经》卷一《黄帝脉经》篇数一致。又封藏时间（唐咸亨四年）早于施发《察病指南》近六百年，仍然有《黄帝脉经》内容被其转载。由此可以肯定，《黄帝脉经》的传承方式，既可以有单独抄录的传本，也可以与他书一起，合并抄录而传承，并载于《秦承祖脉经》中。但是单本虽然简单，同样也是好景不长。如在明李时珍《奇经八脉考》“考证诸书目”中，就记载有《扁鹊脉经》而无《黄帝脉经》踪影了。

杨耀祖是《秦承祖脉经》得以传承至今的最关键人物。清康熙十四年（公元 1675 年）杨耀祖辑《脉诀真传》四十五卷《叙例》中，记载了杨耀祖于“天启七年（公元 1627 年），以孙吴伟略领解山右（山西）；戊辰（公元 1628 年，崇祯元年）兵部进士。”曾在洛阳新安任“韬钤”。崇祯十二年（公元 1639 年）后，一直于南京任“仪真卫守”。且在暇时彰医术，以及“暇问疾求诊者，累累填塞卫舍”。并在“清顺治十一年（公元 1654 年），绥金陵医王皇匾”之誉。所以能够在“顺治十六年”徐元文鼎甲状元及第时，以“天启年间”抄录《秦承祖脉经》赠贺。

另外，在清蒋介繁辑《本草纲目择要》(裘吉生主编《珍本医书集成》)中，有康熙十八年(公元1679年)杨耀祖所撰《序》文，记载“余忝任胥江五载矣”，落款为“真江卫署”。以及《嘉兴大藏经》第二百八十四部中，同样记载了杨耀祖为“兵部进士”“金陵医王”，居住“金陵广阳门慈庵”等，皆可证实杨耀祖确实为顺治和康熙年间一代名医。康熙二十二年，杨耀祖进入佛门，“法名原济”。

这样，杨耀祖与《秦承祖脉经》《扁鹊镜经》之间，呈现出一种紧密关联、无可替代的枢纽驿站作用。没有杨耀祖精心抄录，也就没有今天的《秦承祖脉经》。

5.4 《秦承祖脉经》与徐元文

苏州昆山徐元文藏《秦承祖脉经》抄本，为明清仪真卫守杨耀祖所录。而杨氏抄录的祖本，源于唐慧真医僧密藏的南朝梁殷不害《秦承祖脉经》抄本。这一紧密关联、一脉相承的传承过程，无可证伪。

由《秦承祖脉经·徐元文序》(附录4)获知：清顺治十六年(公元1659年)，苏州昆山徐元文状元及第。当时的“仪真卫守”杨耀祖，以精心抄录的《秦承祖脉经》赠贺。徐元文因此撰序而珍藏。并以传家宝方式，世代传承三百六十余年。这也是《秦承祖脉经》，有幸被保存至今的最根本原因。

如果不是祖父和徐国仟恩师的谆谆教诲，《秦承祖脉经》可能早已化为灰尘，最多也会成为纸浆中的短暂分子而已。笔者承学《秦承祖脉经》最初十年内，自觉不仅枯燥艰涩、深奥难解，而且非针、非药、非症，诊无适从，法无可始，证无可辨。因此认为“毫无医疗用途”。庆幸自己没有放弃！

还记得当年李克绍教授说过一句话："唯有至数极，才能道不惑。这是扁鹊医学的开门钥匙，也是张仲景《伤寒论》的秘密法宝。"并且李老、徐老二人还非常明确地达成一个共识："《扁鹊镜经》，实在太难了，留给晚辈来解决吧。"这也是徐国仟恩师再三叮嘱："要研究透，出成果"的谕教恩德！

5.5 《秦承祖脉经》真伪辨

既然"慧真三宝"，为医僧"镇寺三宝"之书。以及在《慧真医僧跋》（附录2）和《徐文伯序》中皆有记录。并且秦承祖早已将其作为"医之五经"（《徐文伯序》）"以广教授"（《唐六典·太常寺》卷十四）。那么梁陶弘景抄录《本草》《辅行诀》，以及梁殷不害抄录《秦承祖脉经》，都是十分自然之事。这样，陶弘景传承了《本草》《辅行诀》，殷不害传承了《秦承祖脉经》《辅行诀》《外经微言》。唯"医之五经"，仅少《明堂》，实属憾事。

《秦承祖脉经》记载了《黄帝脉经》《扁鹊镜经》《公甫文伯脉诀》三种先秦医学文献。秦承祖讲学传播《秦承祖脉经》有史可鉴（《唐六典》和附录1）。殷不害抄录《秦承祖脉经》传至其孙殷开山和慧真医僧。慧真对于《秦承祖脉经》的密藏，完全出乎世人之所想而为之（附录2）。汪健阳久居岩洞三十年意外发现亦十分自然。杨耀祖抄录《秦承祖脉经》不可证伪。徐元文珍藏《秦承祖脉经》顺理成章。祖父继承传家宝无可非议。徐国仟由《秦承祖脉经·徐文伯序》中，发现《扁鹊内经》踪迹功不可没。这八点都是不可证伪的客观基础。

特别对于《秦承祖脉经·扁鹊镜经》中的“归藏”技术，是中华远古文明之一。如《黄帝内经素问·六元正纪大论》载：“太阳所至为寒府，为归藏”；《素问·阴阳应象大论》载：“天气通于肺……九窍为水注之气”等归藏特征；又《扁鹊镜经》以《八舍》《通天》《二十七候》三篇宏幅，详细记载了归藏技术的完整方法和操作步骤。所以，汉《徐衡脉经》卷中《八舍解》载：“圣医扁鹊者，《归藏易》之传人也。”但由于《秦承祖脉经》与《神医扁鹊内经》的旷世密藏（禅岩洞和徐之范墓）而隐秘持久，导致归藏技术与世隔绝而失传千年。即使杨耀祖抄录《秦承祖脉经》四百年来，包括杨耀祖、徐元文、陆懋修、徐国仟等，都未能破解《扁鹊镜经》的“归藏”机密。乃至很多专家学者，也只是从某一领域展开认识而已。因此，《秦承祖脉经》只是《黄帝脉经》《扁鹊镜经》和《公甫文伯脉诀》的载体而已，根本不存在伪书之行径。

笔者又在长期探寻和解译归藏技术方法过程中，了解到宋绍兴十七年（公元 1147 年）《古三坟书》刻本（国家图书馆藏），是目前记载《归藏易》完整卦序名称的最早文献。而《三坟》之名，早已记载于《左传·昭公十二年》和《尚书·孔安国序》中。由于两千余年以来，无人解密《归藏易》本质而方法隐秘，所以历代通行书籍中，并未出现《归藏易》具体方法与操作说明的应用文献。故一般将其称为“伪书”。虽然《扁鹊镜经》与《古三坟·归藏易》之间都有“归藏生动长育止”7 个符号，及“归藏”“藏生”等 48 个相同的归藏名称。但《扁鹊镜经》是以精通音舍测量与其医学方法的应用介绍为主体。这与《古三坟书》所载《归藏易》，并不存在技术方法上的相同领域。包括《扁鹊镜经》中的《脉息》《十音》《六十首》《奇恒》《揆度》等内容，都是《黄帝内经》散失隐藏、与世脱节已久的“上医”诊疗技术。因此，从根本上就不存在伪书之动机。

当然，青年时期的杨耀祖，既不可能拥有如此高深精湛的医学分析技术，也不可能掌握尖端前瞻的声学诊断系统。即使杨耀祖在抄录《秦承祖脉经》过程中，其师汪健阳是否会有伪托因素发生？但已知“隋开皇四年”，埋葬于徐之范墓的《神医扁鹊内经》抄本，又是《秦承祖脉经》不可证伪的铁证。包括附录 2 中的“慧真医僧”、杨耀祖的师祖旺宦及师汪健阳（附录 3）等，都是绝对不会与徐之范抄本见面的。然而慧真医僧密藏、杨耀祖传承抄录的《秦承祖脉经·扁鹊镜经》内容，仍然与徐之范抄本《神医扁鹊内经》卷四《镜经》内容相同。从而无论是封藏时间、封藏条件和解封时间、传承空间，《秦承祖脉经》与《神医扁鹊内经》之间，都绝对不可能发生抄袭，更不会发生相互伪托。因此，《秦承祖脉经》内容真实，根本不存在伪托之嫌。

由于近千年来的中华医学发展模式，都是以“重临床实用，轻基础研究”延续的。这又都与春秋时期科技创新大时代的卓越代表——扁鹊开创的医学分析技术，不在同一道起跑线上。所以历代绝大多数人员，如唐代孙思邈等，都是在面对扁鹊医学技术望洋兴叹的同时，又无法叩开扁鹊医学领域的大门。致使扁鹊著作进一步大量毁亡无疑。但洋河枯涸，仍留有痕迹，即使扁鹊著作存世几率极其渺茫，甚至犹如海底捞针，所以才有“千载难得一见”“绝处幸逢生”的珍贵机遇和不解之缘。于是，只要是有利于扁鹊医学技术的解密和发展，每一个具有真知灼见的合理建议，都是宝贵的科技财富。

综合上述数据资料全面分析，从而进一步证实：杨耀祖抄录、徐元文所藏《秦承祖脉经》抄本，与慧真秘藏《秦承祖脉经》之间，确实呈现既一脉相承无异辞，又顺理成章无异议。并且《秦承祖脉经》所保存的先秦声学科技、医学方法和归藏技术，才是最值得我们努力攻关的科学技术难题。其中，《扁鹊镜经》八篇，分别居于《秦承祖脉经》卷二、卷三、卷四之中。且每一篇首之前，都有“扁鹊内经卷四镜经扁鹊姜稽氏撰”的署名。因此将其八篇合并，恢复为《扁鹊镜经》一卷。笔者认为，《秦承祖脉经》、《扁鹊镜经》、“姜稽扁鹊”，已经是无可争议之课题。

6
《扁鹊镜经》陆懋修本残篇

《秦承祖脉经》与《扁鹊镜经》一样，即使珍稀孤本艰辛幸存，然而孤鸣难以昌盛，最终必将消亡。针对《秦承祖脉经》虫蛀损毁严重，而选择古籍修复时，有一位修复工匠介绍，他师父 1992 年曾修缮过《扁鹊镜经》。由此我们进一步深入了解这一线索，找到当年的修复匠人和书籍拥有者信息。得知拥有者当时为苏州一名退休老中医。1990 年偶然从旧书摊觅得破旧《扁鹊镜经》。因老中医反复翻阅，书易发生破碎，故进行修复。

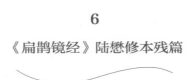

由于在修缮前需要对原文内容拍照，以便事后对照。且在修缮后，须将原文照片与修缮书籍一起，完整交还给老中医。但当时老中医留下了八张与《扁鹊镜经》相关的内容照片（简称“修缮本《扁鹊镜经》残存照片”），包括《冯氏序》三页、目录页、正文首页、校印者页、《陆氏跋》二页，以及老中医详细住址及联系人等，叮嘱若再有修复《扁鹊镜经》者

时，可以告知他一声，便于相互交流。

笔者随即通过当地政府机构，以最快速度直接找到老中医详细住址及联系人亲属等。了解到老中医研究《扁鹊镜经》废寝忘食，昼夜不分，写写画画，直至2003年冬天，亦然未能完成《二十七候》篇的断句，且因过度劳累突发心肌梗塞猝死而留下遗憾。其子女（皆为商人）遂将扁鹊书籍与老中医所写文字，全部以焚纸钱方式送给老人。又在2010年拆迁时，于老家具中发现了当年的书籍修复照片。所以老中医之子，对这一事件记忆深刻。而且当时即让收废纸人员全部清理带走，并确认进入纸箱厂原料车间粉碎，作为纸浆原料了。

既然修缮本《扁鹊镜经》书籍，已经完全焚烧而消亡。那么修复匠人保存的《扁鹊镜经》残留照片，便成为了解《扁鹊镜经》近代传世情况的重要资料。

6.1 陆懋修与《扁鹊镜经》

在修缮本《扁鹊镜经》残存照片中，如“正文首页”（图1A）载有“扁鹊镜经”“太原杨耀祖丕显录，元和陆懋修九芝重订”“扁鹊内经卷四镜经扁鹊姜稽氏撰”“脉息”等。因此，即使仅保存了残存照片，但仍然有必要将这一《扁鹊镜经》修缮本，称之为“《扁鹊镜经》陆懋修本”。其中，陆懋修（公元1815年—1887年1月），字九芝，清元和县（今苏州吴县）人，晚清医学家。又，在“校印者页”（图1B）中，不仅载有：清光绪十二年腊月十二日（1887年1月5日）陆懋修重订、宣统元年（1909年）四月十日冯汝玖校印，且保存了“康熙十六年杨耀祖订”，成为重要的图片资料。

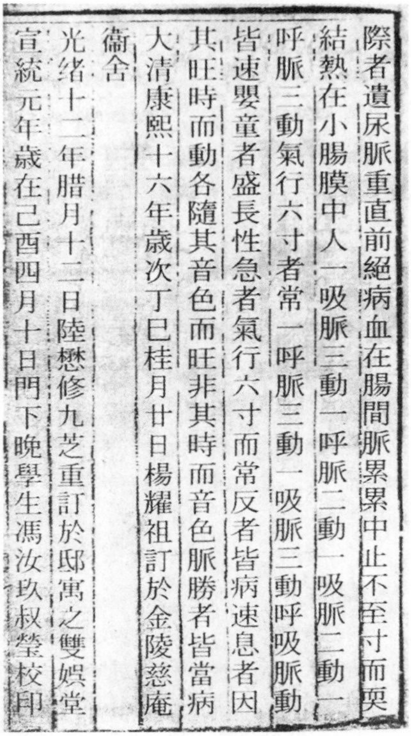

際者遺尿脈重直前絕病血在腸間脈累累中止不至寸而更
結熱在小腸膜中人一吸脈三動一呼脈二動一吸脈二動一
呼脈三動氣行六寸者常一呼脈三動一吸脈三動呼吸脈動
皆速嬰童者盛長性急者氣行六寸而常反者皆病速息者因
其旺時而動各隨其音色而旺非其時而音色脈勝者皆當病
大清康熙十六年歲次丁巳桂月廿日楊耀祖訂於金陵慈庵
衞舍
光緒十二年臘月十二日陸懋修九芝重訂於邸寓之雙娛堂
宣統元年歲在己酉四月十日門下晚學生馮汝玖叔瑩校印

图 1B　《冯汝玖校印》留存照片

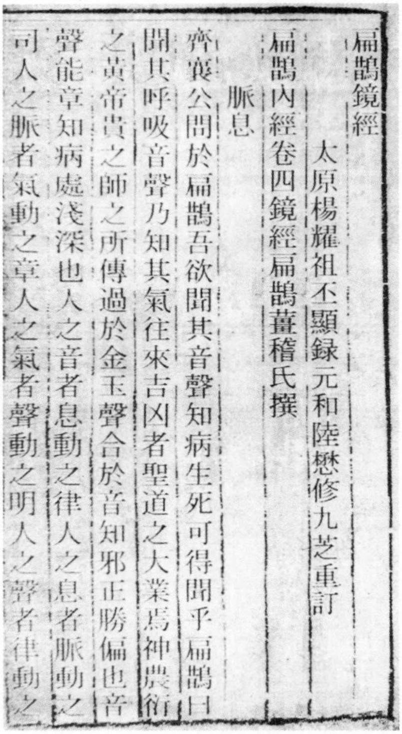

扁鵲鏡經
太原楊耀祖丕顯録元和陸懋修九芝重訂
扁鵲內經卷四鏡經扁鵲蕫稽氏撰
脈息
齊襄公問於扁鵲吾欲聞其音聲知病生死可得聞乎扁鵲曰
聞其呼吸音聲乃知其氣往來吉凶者聖道之大業焉神農衍
之黃帝貴之師之所傳過於金玉聲合於音知邪正勝偏也音
聲能章知病處淺深也人之音者息動之律人之息者脈動之
司人之脈者氣動之章人之氣者聲動之明人之聲者律動之

图 1A　《陆懋修重订》留存照片

特别是杨耀祖落款位于《揆度》内容篇末，而不再位于《秦承祖脉经》卷四《二十七候》之后。说明杨耀祖晚年，确实对《扁鹊镜经》进行了篇序校订和重新抄录。并且成为陆懋修重订、冯汝玖校印的最直接依据。同时由《陆懋修跋记》载：“奈何余已尽瘁，心病膏肓，知不久矣。……光绪十二年腊月十二日陆懋修跋……”并结合其他书籍相关文献，得出陆懋修去世时间，为 1887 年 1 月 6 日至 29 日，也就是农历丙戌年十二月十三日至除夕之间。

6.2 陆懋修本《扁鹊镜经》来历

依据《陆氏跋》页（图 2A）记载，“咸丰二年”（公元 1852 年），陆九芝偶遇吴旃（字昊然），同时获得吴旃师父所传授“《扁鹊镜经》一卷”。并明确指出，这是杨耀祖于康熙十六年（公元 1677 年）所订正的单独抄写本（简称“陆懋修本”）。因此，了解这一《扁鹊镜经》陆懋修本的来历，是十分必要的。

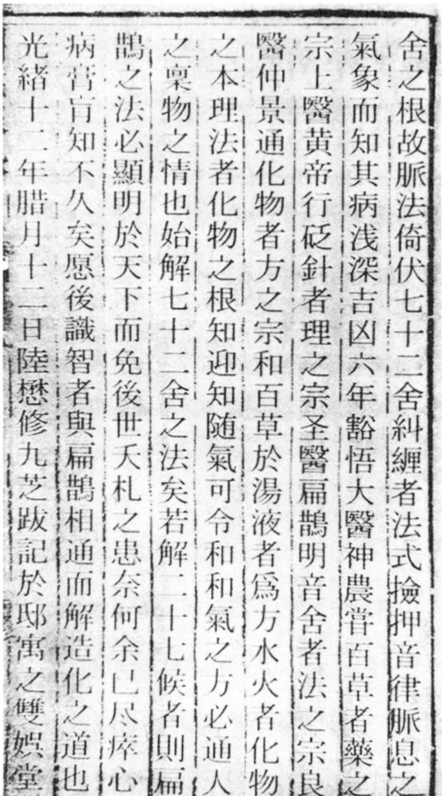
舍之根故脈法倚伏七十二舍糾纏者法式撿押音律脈息之氣象而知其病浅深吉凶六年豁悟大醫神農嘗百草者藥之宗上醫黃帝行砭針者理之宗圣醫扁鵲明音舍者法之宗良醫仲景通化物者方之宗和百草於湯液者爲方水火者化物之本理法者化物之根知迎知隨氣可令和和氣之方必通人之稟物之情也始解七十二舍之法矣若解二十七候者則扁鵲之法必顯明於天下而免後世夭札之患奈何余已尽瘁心病膏肓知不久矣愿後識智者與扁鵲相通而解造化之道也
光緒十二年腊月十二日陸懋修九芝跋記於邸寓之雙娛堂

图 2B 《陆懋修跋记》照片扫描（2）

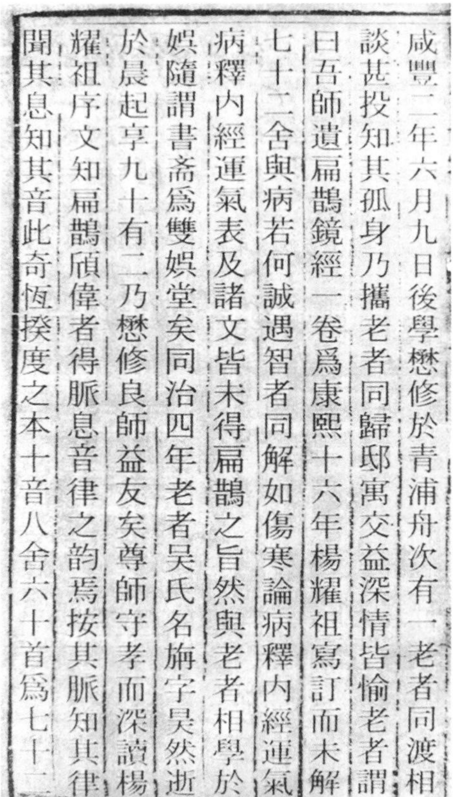
咸豐二年六月九日後學懋修於青浦舟次有一老者同渡相談甚投知其孤身乃攜老者同歸邸寓交益深情皆倫老者謂曰吾師遺扁鵲鏡經一卷爲康熙十六年楊耀祖寫訂而未解七十二舍與病若何誠遇智者同解如傷寒論病釋內經運氣病釋內經運氣表及諸文皆未得扁鵲之旨然與老者相學於娛隨謂書齋爲雙娛堂矣同治四年老者吳氏名旃字昊然逝於晨起享九十有二乃懋修良師益友矣尊師守孝而深讀楊耀祖序文知扁鵲頎偉者得脈息音律之韵焉按其脈知其律聞其息知其音此奇恆揆度之本十音八舍六十首爲七十二

图 2A 《陆懋修跋记》照片扫描（1）

由《秦承祖脉经·杨耀祖跋》(附录3)已知:“万历四十七年(公元1619年),贡生杨耀祖丕显年十五也。”则至康熙十六年时,杨耀祖已73岁。又在《秦承祖脉经》卷四《二十七候》篇末,题有《扁鹊内经》卷四《镜经》抄录完成的时间为“大明天启六年(公元1626年)岁次丙寅孟冬望日”。则杨耀祖历经50年的临床实践,以及对《扁鹊镜经》八篇内容的长期领悟和理解,最终将《秦承祖脉经》所载“扁鹊内经卷四镜经扁鹊姜稽氏撰”八篇内容次序,进行重新订正、撰序,并写录成为单本“《扁鹊镜经》一卷”。

由《陆懋修跋记》记载,同治四年(公元1865年),吴旃去世,享年92岁。可知吴旃出生于公元1774年(乾隆三十九年)。那么,吴旃的老师,与杨耀祖之间,起码也是隔代再传和一脉师承关系。因此确定,吴旃传授陆懋修的《扁鹊镜经》,同样是源自杨耀祖和《秦承祖脉经》。

因此,陆懋修在为其师守孝期间,再次“深读杨耀祖序文”时,才真正领会《扁鹊镜经》八篇内容的深刻蕴涵。不仅得知杨耀祖为《扁鹊镜经》撰有《序》文,同时知道陆氏经过六年时间的深入细致研究,才豁然领悟《扁鹊镜经》的核心宗旨,并全身心研究《扁鹊镜经》数十年。且依据“神农衍之,黄帝贵之,师之所传,过于金玉”之深意,得出医家四宗之精髓:“大医神农尝本草者,药之宗;上医黄帝行砭针者,理之宗;圣医扁鹊明音舍者,法之宗;良医仲景通化物者,方之宗。和本草于汤液者为方。水火者化物之本,理法者化物之根。知迎知随,气可令和,和气之方,必通人之禀、物之情也。始解七十二舍之法。”(图2B《陆懋修跋记》)并对难点和关键要点指出解决的有效路径方法:“若解《二十七候》

者，则扁鹊之法，必显明于天下，而免后世夭札之患。奈何余已尽瘁，心病膏肓，知不久矣。愿后识智者，与扁鹊相通，而解造化之道也。光绪十二年腊月十二日陆懋修跋记于邸寓之双娱堂。”（图 2B《陆懋修跋记》）然而《二十七候》所载归藏技术内容，即使陆懋修长期研究，亦未能破译其中奥密。所以，丹波元胤《中国医籍考》所载“《扁鹊镜经》一卷佚”，只能是其文献资料缺乏而已。

笔者通过广泛的大数据检索，以及扩大相关范围的区块链检索，包括县级以上博物馆与图书馆、私人博物馆与图书馆，各大旧书网、收藏网和拍卖平台，各种考古线索和书目文献，全面进行深入检索后，除上述介绍的所有与《扁鹊镜经》相关情况外，国内依然未能发现《扁鹊镜经》单本书籍和完整文献资料存世。说明冯汝玖所印《扁鹊镜经》单本目前已经极为稀少。

《秦承祖脉经》所载《扁鹊镜经》八篇遗文，以及徐之范抄本《神医扁鹊内经》，能够得以幸存并被偶然发现，本来是医学界的一种奇迹。这是医学界脱节已久、新时代复得的技术方法和理论。但由于众多字符语言和技术密码艰涩深奥，如果不能破解其中奥秘，其结果同样也会遭到废弃。

所以，作者经过三十余年的专心倾注和潜心研究，特别是仔细解译《扁鹊镜经》密码字符文意，准确分析《扁鹊镜经》技术方法，并用现代科技语言，充分解密《扁鹊镜经》字符内涵和技术特征后，不仅解译和破获了这些医学密码，同时解开了《扁鹊镜经》归藏技术的卓越贡献，及《扁鹊镜经》储藏的巨大医学能量和科学技术成就，如扁鹊医学中的归藏技术应用方法和奇恒诊法的操作步骤等（参附录 5）。

其中，奇恒归藏，已历经千年风霜的洗礼，及崇尚与失传的锤炼，年代久远，却又欣欣向荣；璀璨绚丽，却又沉睡过千年。值得怀念，更值得拥有，可喜他已经睡醒，只是缺少懂他的朋友。明确地说，奇恒归藏，已在实践中得到强大正能量，在工作中收到前所未有的医学效能，在医疗过程中赢得人们的充分认可。且在临床中为错综复杂的病情变化指点迷津，在绚丽多姿的声学检验中切实发挥“五早一防”金标准作用。并在新时代医学发展的技术前进浪潮中，彰显强大的催化效应，也是新时代医学发展的强大新动能。只要能解密归藏技术的核心密码，你就掌握了揭开生命科学奥秘的关键钥匙之一。

徐倬

2020 年 5 月 31 日于灯下

辑校说明

扁鹊是中华医学的杰出代表和著名医学家，其著作有“《扁鹊内经》九卷，《扁鹊外经》十二卷。”这在汉班固《汉书·艺文志·方技略》中已有明确记载。扁鹊著作虽然与世隔绝已久，但不乏抄录、摘录者。如西汉徐宣抄录《扁鹊内经》家族传承至南朝徐文伯。宋元嘉十九年（公元442年），徐文伯又把《扁鹊内经》第四卷《镜经》（简称《扁鹊镜经》）传授秦承祖，秦氏辑为《脉经》（简称《秦承祖脉经》，于《隋书·经籍志》载其书目，《唐六典·太常司》载其事），其卷二至卷四为《扁鹊镜经》八篇内容，现有明天启六年杨耀祖抄录《秦承祖脉经》本（徐元文藏）。另外发现徐之范（徐文伯之孙）朱墨抄录《扁鹊内经》本（简称徐之范抄本《扁鹊内经》，详《扁鹊镜经》考，现藏瑞士宝盛银行苏黎世金库）。

扁鹊（公元前756年—前661年，姜姓，稽氏，名扁鹊，享年95岁），为春秋早期齐国“枢密之官”。姜稽扁鹊，不仅是齐国贵族的主要成员，也是齐国社稷的重要门阀势力。包括管仲、晏尚、弦旗、宁戚、鲍叔牙、隰朋、敝筍、开方、曹孙宿、商容、季劳、徐开封、审友、宾胥午、王城父、东郭牙等，都是徐之范抄本《扁鹊内经·管夷吾记》所载扁鹊三十人团的主要成员等。

扁鹊不仅拥有渊博深厚的知识结构，而且身处科技鼎新与兴盛时代。依据《管夷吾记》记载，《扁鹊外经》十二卷，包括农士公商工军鱼盐等生产生活、家国治理、邦交抑扶、巩固措施等，也是春秋科技的杰出代表。《扁鹊内经》九卷，包括“卷三《脉经》，卷四《镜经》，卷五《明经》，卷六《针经》，卷七《药经》”等，是扁鹊医学的卓越代表。扁鹊三十人团与其后续成员，则是传播扁鹊学术的主要力量。因此，扁鹊医学成为春秋战国时期的突出代表。

春秋晚期公甫文伯及其家族，是传递扁鹊医学的重要家族之一。又，在《史记·扁鹊仓公列传》“齐王侍医遂病”案中，非常明确地记载：“遂曰：扁鹊曰阴石以治阴病，阳石以治阳病。……臣意曰：扁鹊虽言若是，然必审诊……”。从中了解到，齐王的侍医，名“遂”，与淳于意一样，都拥有《扁鹊内经》。其中的扁鹊语句“阴石以治阴病，阳石以治阳病”，与徐之范抄本《扁鹊内经》卷七《药经·石药》中的记载完全相同。所以，扁鹊著作在西汉时期，仍然存世较多，并非淳于意之师——公乘阳庆一人拥有，包括淳于意的弟子，亦传承较多。这些都是扁鹊著作兴盛于两汉时期的客观条件。因此，汉太尉徐防祖父——徐宣抄录《扁鹊内经》，就是一件非常便利和容易做到的事情。这也是徐氏家族传承《扁鹊内经》至徐文伯、徐之才、徐之范等十九位医家，并得以保存的重要原因。

既然《扁鹊内经》兴盛于汉代，那么抄录者也应不单只有徐宣一人。在淳于意及其弟子的后代中，亦不乏将扁鹊著作进一步传承发扬者。如三国《吴普本草》中，所载扁鹊对各药性味的修正记录，与《扁鹊内经》卷七《药经》相符等。唐孙思邈《备急千金要方》所载望诊内容，与《扁鹊内经》卷五《明经》亦相符。《千金翼方》、唐王焘《外台秘要》等，都载有扁鹊著作之辞。

《扁鹊镜经》，是《扁鹊内经》卷四《镜经》之简称。南朝宋元嘉十九年（公元442年），由徐文伯授予秦承祖。元嘉二十年，辑入《秦承祖脉经》，并广为传授近十年。所以，《扁鹊镜经》在南朝得以广泛传播的介质是《秦承祖脉经》。因此，南朝梁中书殷不害抄录《秦承祖脉经》，并传至其孙殷开山，以及殷开山密友慧真医僧，都是顺理成章的事情。又于唐咸亨四年（公元673年）冬月晦日，慧真医僧将《秦承祖脉经》蜡封密藏于离地两丈有余的悬崖禅岩洞中隐密处。直至明代万历十五年（公元1587年）至四十五年（公元1617年）之间，真一道人汪健阳久居此洞三十年，无意偶然发现此书后，才使《秦承祖脉经》重现于世，并传授杨耀祖而再次抄录之。后来兵部进士杨耀祖任仪真卫守期间，暇时彰医术，并于顺治十一年绶“金陵医王”之誉，且在顺治十六年（公元1659年），杨耀祖以抄本《秦承祖脉经》为贺礼，赠予状元及第徐元文。此后三百余年来，世代珍藏和家族传承，成为徐倬祖父继承的传家宝之一。

祖父于1978年传授徐倬《秦承祖脉经》，发现其卷二、卷三、卷四八篇文中，皆以“齐襄公问于扁鹊”及“扁鹊曰”为体例，详细介绍扁鹊医学的独特技术方法。且每一篇首之前，皆有“扁鹊内经卷四镜经扁鹊姜稽氏撰”。因此将这八篇扁鹊遗文，简称《扁鹊镜经》。于1980年3月，得到“山东中医学院温热病教研组”徐国仟、李克绍两位专家的高度赞同和认可。由于当时涉及徐氏家藏秘籍和传家宝属性，所以李克绍教授郑重推荐，让笔者按传统拜师仪式，正式拜山东中医学院徐国仟教授为师，专心学习中医脉诊和古籍文献整理诠释等。

徐恩师通过《秦承祖脉经·徐文伯序》等，了解到徐文伯家族传抄《扁鹊内经》文献资料。那么作为徐文伯之孙的西阳王徐之范，是否也会传承、抄录《扁鹊内经》？由笔者祖父和徐国仟恩师决定，我们三人一起于1981年暑假，共同到山东省嘉祥县徐之范墓附近村民处走访，发现了徐之范抄本《神医扁鹊内经》（详《扁鹊镜经》考）及其藏者，并且取得藏者以钢笔重新抄写的《神医扁鹊内经》文稿（简称“《扁鹊内经》重抄稿”），其中第四卷《镜经》与《秦承祖脉经》所载《扁鹊镜经》八篇原文之间，除篇次顺序不同外，文字内容高度一致。但因“扁鹊之文，很难看懂，深不见底，琢磨不透。”这也是《秦承祖脉经》和《扁鹊镜经》即使传世，亦然濒临失传的主要原因。

三百六十年来，《秦承祖脉经》的保存亦是历经波折。如在1956年至1977年之间，祖父使用牛皮纸，将其密封藏于瓷器中，且又置于祖籍老家建筑夹层中，才使《秦承祖脉经》幸存下来。1978年9月祖父取出时，虽然早已发生虫蛀，但尚未造成大范围损毁，对阅读影响还不太严重。但因在1993年临沂兰山特大洪水期间，家中遭受大水浸泡数日，致使《秦承祖脉经》等大量古籍普遍受潮。由于晾晒之后，未能及时将其密封放置书柜中，2013 年 7 月，发现《秦承祖脉经》虫蛀毁损严重状况，于是加护密封之后，才避免了进一步虫蛀侵蚀。在本次辑校过程中，由于一些虫蛀严重部位，已经无字可以识别，又因该本是目前国内唯一存世的《扁鹊镜经》文献，这都极大增加了辑校难度。

例如，虽然徐之范抄本《扁鹊内经》已知藏于瑞士宝盛银行苏黎世金库，却无法作为本次《扁鹊镜经》内容的底本，且目前“重抄稿”内容也无法与徐之范抄本原始文献进行校正。因此只能以家藏《秦承祖脉经》卷二至卷四所载《扁鹊镜经》八篇遗文，作为本次辑校底本，并以《扁鹊内经》现代重抄稿（为 1981 年至 1983 年抄录，简称“《扁鹊内经》重抄稿”）中的“卷四《镜经》”部分，作为唯一校本。并将经文及校注文后的“主要参考书目”，作为校释内容和参校用书。具体辑校方法如下：

①对底本篇序及段落次序的整理方法

在底本与校本中，八篇原文的篇题次序并不一致，且均无篇次顺序。如底本篇序为：“《秦承祖脉经》卷二：八舍，通天；《秦承祖脉经》卷三：六十首，十音，揆度；《秦承祖脉经》卷四：脉息，奇恒，二十七候。”这也是杨耀祖落款《二十七候》文后的原因。但在校本和陆懋修本残篇“目录页”中，篇序都是“脉息，十音，六十首，八舍，通天，二十七候，奇恒，揆度”。因此作为本次《扁鹊镜经》辑校的目录次序。又在篇序调整过程中，并未涉及文字内容和段落改动。在此一并说明，文中不再赘述。

《扁鹊镜经》陆懋修本残篇·徐氏祖传本部分书影

由于底校两本原文段落，皆有倒置或零乱之嫌。应为西汉徐宣抄录之时，原书竹简零乱所致。所以导致扁鹊文意更加艰深，语言蕴涵繁富更加难以理解，技术方法更非轻易读懂。特别是《二十七候》引用的《神农上经》内容，非常艰涩深奥，成为辑校过程中的重大文献断句难点，也是破译《扁鹊镜经》的难度焦点。在校释、解读《扁鹊镜经》过程中，既要精准分析这些技术重现的实践操作步骤，又要准确提炼、充分介绍这些医学方法与学术价值。这也是本次出版《扁鹊镜经》历时漫长的主要原因之一。

②对底本原有文字的修补辑录方法

由于底本是目前国内唯一存在的《扁鹊镜经》文献，且已虫蛀损毁严重。因此，针对原书进行精细扫描，继之采用高精数字技术，针对虫蛀部位的字迹进行精细化模拟。当虫蛀部位字体，仍有部分痕迹可以识别描修时，皆以数字模拟技术进行描修恢复。如图3A中，《脉息》篇前“秦承祖”“扁鹊内经卷四镜经”之“扁”“经卷四”“经”、“齐襄公”之“襄”、“吾欲闻其音声”之“闻”等，皆可恢复成为原书文字，而不予校记。

针对虫蛀严重，又无法识别原字痕迹而缺失者，皆依据校本所载文字予以补正。如《脉息》篇首“卷四镜经”之“镜”字（图3A，从右向左第2行，由上向下第7字为“镜”），位于虫洞之处（图中黑色区域）而缺失。又如《脉息》“伏焉八舍”（图4，从右向左第2行，由上向下第4字为“上”，第6—7字为“焉息”，第13—15字为“焉十音”，第16—19字为“伏焉八舍”）等。如果底、校两本文字缺失位置相同，皆无字可以识别时，则以虚阙号“□”按所缺字数一一补充，并结合研究于校注中表明个人见解。

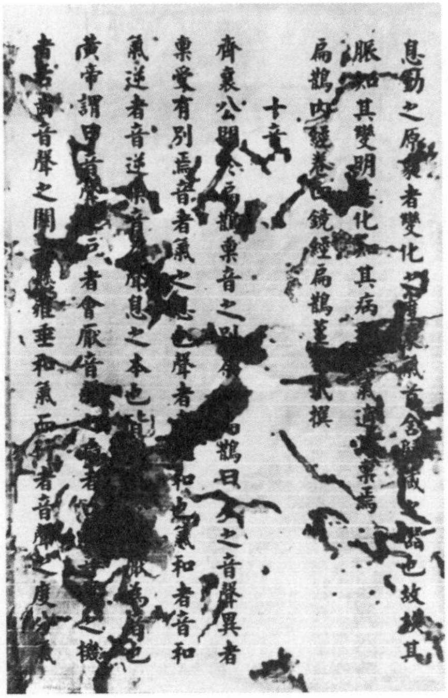

图 3B 《秦承祖脉经》卷三《扁鹊镜经·十音》篇首

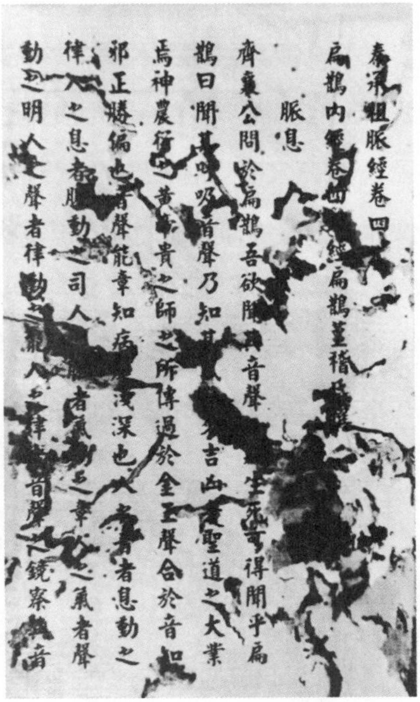

图 3A 《秦承祖脉经》卷四《扁鹊镜经·脉息》篇首

需要特别强调的是，鉴于底本损毁严重，所有补正文字，皆为底本缺失之字。目前仅能依据校本，进行辑录和补入。这既无法形成文字校正，更无法与徐之范抄本《神医扁鹊内经》进行校勘。但如果采用大量的“据校本辑入”作为标记，反而干扰校注内容和篇幅精练简明。因此，将所有**“据校本辑入”的原文字数，均采用红色字体进行区分，以便读者和学者明晰识别。**必要时予以校记说明。

以上所有描修、补正后的底本全部文字，并未进行错简倒误、古今异假等文字的处理。因此，仍然称为原书内容，或者称为底本全文。

③对底本全文的校注方法

原书为竖排繁体抄本，无标点，页九行，行二十二字，面 25cm×14.5cm。点校时，改为横排，并予以标点。为了更好地提供《秦承祖脉经》原有文字，体现其与《扁鹊镜经》原始文献之间的内容关系，以及方便读者和学者们进行训诂和考释，一律保持底本原有文字，不予改动。如《脉息》篇“日行其週二十四步”之“週”，与“周”之意并不相等。对古今字、异体字、通假字、生僻字等，如底本之“溪”，校本皆为“谿”；底本之“蹺”，校本皆为“趬”等，皆于首见处予以校记和注解。

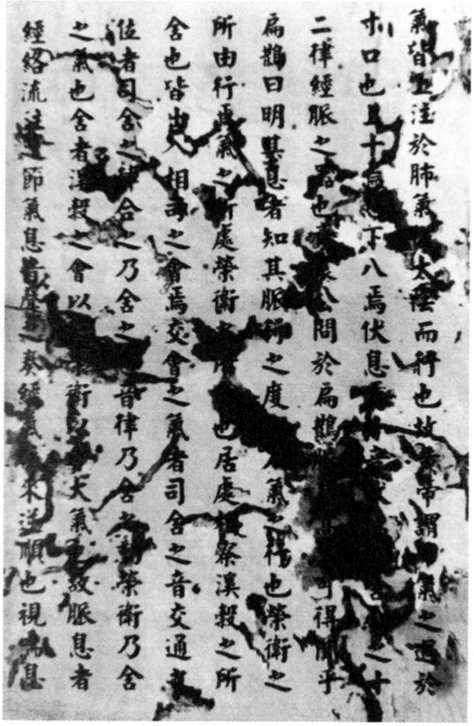

图 4 《秦承祖脉经》卷四《扁鹊镜经 · 脉息》“伏焉八舍”虫蛀

针对底本全文中的名词、术语、难点等，予以校注和说明，一般采用参考文献作为校注内容，且仅限文中含义。针对底本原有文字和辑录、补正、点校后的全部文字，简称“原文”，采用四号书宋体；将所有“据校本辑入”文字，均采用红色字体，形成《扁鹊镜经》八篇原文。又针对所有校记、注解文字，均采用仿宋体小四号字，置于每篇之后，以供读者及学者阅读时，作为举一反三之用。

智者千虑，必有一失，本书难免存在疏忽和不足之处，敬请同仁和读者斧正，谨致谢意。

徐伟

2021年2月21日

扁鵲內經卷四鍼經扁鵲[illegible]氏撰[illegible]

揆度

齊襄公問於扁鵲揆度淺深何氣使然扁鵲曰歸藏生動長育止謙善稱於氣也[illegible]者執淺者變隨當位於音也候者以睹其應合者以定[illegible]音律候合揆度之道焉音之高下合[illegible]深也律之長[illegible]複也勝者當其位相司合[illegible]音複者應其[illegible]當位者氣效之合應其位[illegible]氣行於會也位者變[illegible]行之行焉

扁鹊镜经

徐倬　辑校

目录

脈息 /59

十音 /73

六十首 /85

八舍 /95

通天 /111

二十七候 /129

奇恒 /139

揆度 /151

扁鵲中[illegible]卷也[illegible]經扁鵲靈樞[illegible]

脈息

齊襄公問於扁鵲吾欲聞其音聲生死當得聞乎扁

鵲曰聞其呼吸音聲乃知其[illegible]吉凶聖道之大業

焉神農稱之黃帝貴之師之所傳過於金玉聲合於音知

邪正勝偏也音聲能章知病淺深也人音者息動之

律人之息者脈動之司人[illegible]者氣[illegible]之聲之氣者聲

動之明人之聲者律動之能人之律[illegible]音聲之鏡察其音

脈息

扁鵲内經卷四鏡經扁鵲[1]薑稽氏撰

脈息

齊襄公[2]問於扁鵲[3]：吾欲聞其音聲，知病生死，可得聞乎？

扁鵲曰：聞其呼吸音聲，乃知其氣往來吉凶者，聖道之大業焉。神農[4]衍之，黄帝[5]貴之，師之所傳，過於金玉。聲合於音，知邪正勝偏也。音聲能章，知病處淺深也。人之音者，息動之律，人之息者，脈動之司，人之脈者，氣動之章，人之氣者，聲動之明，人之聲者，律動之能，人之律者，音聲之鏡。察其音，知稟氣之所舍也。聞其息，知脈動之律吕也。

血之府、氣之道者，脈焉。脈之侖，呼吸也。脈之氣，血載也。脈之道，氣行也。其可度量者，骨度之分，皮部之位也。脈之音者，經絡内外治節之氣也。聲之律者，脈息盛衰交節之象焉。明音聲之氣，知榮衛氣交出入也。明聲息之律，知脈行所病其處也。

校注

①**扁鹊：**《公甫文伯脉诀》载："齐襄公之臣，扁鹊，姜稽氏，枢密之官也。齐庄公三十九年（公元前756年）九月九日，扁鹊生于旦……齐桓公二十五年（公元前661年）十月七日，扁鹊于寝而终矣。"其中，"姜稽"二字，底本皆为"薑稽"，而在校本皆为"姜稽"，可能是抄录者避讳或避嫌所致。

②**齐襄公：**《公甫文伯脉诀》载："齐襄公，诸儿，姜吕氏，庄公四十九年（公元前746年）十月十日吉旦生。僖公一年，立太子；三十三年十二月，位齐君。襄公十二年（公元前686年）十二月四日未时，遇逆害而亡也。"

③**齐襄公问于扁鹊：**唐孙思邈《备急千金要方》卷十一《肝脏脉论第一》载有："襄公问扁鹊曰：吾欲不诊脉，察其音，观其色，知其病生死，可得闻乎？"春秋战国时期，拥有"襄公"之称者，有"秦襄公""齐襄公""宋襄公""晋襄公""鲁襄公"等。为何在"襄公"之前删去"齐"字？有两种情况可以商榷：首先是孙思邈在摘录徐之才《徐王方》时，北齐徐之才已经将襄公前的"齐"字删去。但在徐之范抄本中，即使仍在北齐"武平五年"抄录完成，却依然保持完整的"齐襄公问于扁鹊"。因此是北宋林亿等校刻《备急千金要方》时，特意将"齐"字删去。因齐襄公所报"九世之仇"被汉武帝称颂，而北宋时期并不提倡。

④**神农：**《素问·著至教论》："上通神农，著至教，疑于二皇。"

故鏡經者，脈明如其內照之鏡焉。

齊襄公問於扁鵲：息動脈應，揆度奈何？

扁鵲曰：脈息者，人一呼脈再動，氣行三寸，一吸脈亦再動，氣行三寸，呼吸定息脈五動，氣行六寸，命曰平人也。呼吸者，音聲息律之始，脈氣之所由行也。一呼一吸為一息，閏以太息，謂之平人一息焉。寸者，骨度比尺[⑥]也。一息脈行六寸，息動比尺也。

平人一息氣行六寸者，脈道黃鐘焉，乃榮衛由行之度也。人十息脈五十動，氣行六尺。二十息，脈百動，氣行一丈二尺，為一備之氣也。氣行十八備，二十一丈六尺。榮衛氣行一周於身，二十二丈三尺六寸，漏水二刻有奇，日行二十分，氣行交通於中也。平人三百七十二息有奇，脈千八百六十三動也。二十二丈三尺六寸者，脈度比尺焉。晝夜一萬八千七百八十息矣。天周日行二十八宿，宿三十六分，氣行一周千八分，漏水下百刻，以分晝夜焉。故日行一宿，水下三刻

校注

⑤**黄帝**：《灵枢·阴阳二十五人》："土形之人，比于上宫，似于上古黄帝。"黄帝是一个历史阶段的代表，类似朝代名称，且黄帝有不同的继位者，如轩辕氏、有熊氏、帝鸿氏等。因此才有"上古黄帝""中古黄帝""近古黄帝"之称。

⑥**骨度比尺**：《灵枢·骨度》载："此众人骨之度也，所以立经脉之长短也。"

與七分刻之四。日行一宿，榮衛行於身一周與十分周之八[7]。故黃帝謂曰：二十四步[8]積盈百刻以成日。所謂步者六十度而有奇，日有一千四百四十度。晝行十四宿，日行十二步，榮衛行於身二十五周與十分周之二；夜行十四宿，日行十二步，榮衛亦行二十五周與十分周之二。日行其週[9]二十四步，榮衛行於身五十周與十分周之四。故榮衛氣行一周於身，水下一刻與六十三分刻之六十二，漏水二十八度與七分度之四[10]焉。一日一夜行於十二辰，二十四步漏水百刻，氣行盡則周遍於身，與天道相合，故曰平也。平者，規矩權衡之准焉。平人之息，脈一動氣行一寸五分也。一動氣行不足十四分者，速息而短；過於十六分者，徐息而長。合其一息之分者，乃為脈之律也。

齊襄公問於扁鵲：音脈同律，何氣使然？

扁鵲曰：人之音律[11]者，榮衛經絡、臟腑氣血之息焉。息之氣者音也，息之動者律也，息之形者脈也。音之與脈，異名同氣

⑦日行一宿……十分周之八：《灵枢·卫气行》："水下三刻与七分刻之四。"即100刻÷28宿=（$3\frac{4}{7}$）刻/宿；昼夜荣卫行于身=1.8周/宿×28宿=50.4周。

⑧二十四步：《素问·六微旨大论》："所谓步者六十度而有奇焉，二十四步积盈百刻而成日。"即1日=24步（时）=1 440度（分钟）。

⑨日行其週："週"为"周"的特定作用状态。"日行其週"，如同钟表指针旋转行走一样。虽然周而复始，但并未发生位置距离的迁移。只是旋转角度的周期变化而已。正如《玉篇》："週，回也。"《说文》："回，中象旋转之形。"这与环绕一周，气行一周，确实存在运行距离上的很大区别。故保留不改。

⑩水下一刻与六十三分刻之六十二，漏水二十八度与七分度之四：即100刻÷50.4周=（$1\frac{62}{63}$）刻/周，以及1 440度÷50.4周=（$28\frac{4}{7}$）度/周。

⑪人之音律：《素问·针解》载："声应音，人阴阳合气应律"；《灵枢·经别》"律建阴阳，诸经而合之"；《灵枢·九针论》"律者，调阴阳四时而合十二经脉，虚邪客于经络。"

也。經脈上下、前後左右，氣交而流注，相合以終始；得其位者注，應其位者流，注者氣交，流者會通。氣交之位，皆榮衛由行之所也。當其位者氣交之律，失其位者氣行之度。氣交之盛衰，脈會之異同焉。息動則脈應，循明而聲章[12]。其動應者，血之波瀾也。氣動者遞傳，脈動者音息也。黄帝謂曰：血氣者人之神，根於中者命曰神機，根於外者命曰氣立。神機者生化之宇，氣立者昇降出入。故音息者，呼而脈動者出，吸而脈動者入。聞察音息，得其氣焉；循切脈息，得其神焉。氣形於息者，脈動也；神形於息者，音律也。聲之高下者，音之氣也；音之分度者，律之氣也。脈氣流經，開闔息動，音律之所立也。肺司呼吸，氣之橐籥[13]也，朝會百脈，治節出焉。五臟六腑之氣，皆上注於肺，氣從太陰而行也。故黄帝謂曰：氣之過於寸口也，上十焉息，下八焉伏，息焉十音，伏焉八舍，合之十二律，經脈之器也[14]。

齊襄公問於扁鵲：脈息高下，可得聞乎？

⑫声章：章与“彰”通。《灵枢·小针解》：“声章者，则言声与平生异也。”

⑬橐籥：帛书《老子》：“天地之间，其犹橐籥乎？虚而不屈，动而愈出。”

⑭黄帝谓曰……经脉之器也：本句可分两部分。前半句见《灵枢·动输》：“气之过于寸口也，上十焉息，下八焉伏，何道从还，不知其极。”但“上十焉息，下八焉伏”，早已成为医学界的千古之谜。即“十焉息”与“八焉伏”，是何种状态下的具体生理或病理标志？当前除《扁鹊镜经》外，无任何文献可以解答这个难题。后半句明确记载：“息焉十音，伏焉八舍，合之十二律”，作为前半句所提问题的答案。那么《灵枢·动输》篇中的文字，就一定存在遗漏或删减。因为这个答案，实在是脉息技术的关键核心，以及归藏技术、五脏穿凿之度等的核心标志。但在底本中，“伏焉八舍”处于一个大片的虫洞区域。因此校本内容相对完整，且文意恰好符合。结合《八舍》篇中的七十二舍纠缠倚伏（见附录6），就是构成十音、十二律、二十七候之间相互对应的根本，也是实现奇恒与归藏技术的检测枢纽。所以，后半句被《动输》删减的原因，是为保留归藏技术的具体方法。由于《灵枢》的保留，致使归藏技术与世脱节二千余年。又因《动输》之删减，致使晋皇甫谧《针灸甲乙经》（“上出焉息，下出焉伏”）和唐·杨上善《黄帝内经太素》（“上焉息，下焉伏”）等，又将前半句中的实质性内容也已进行了删改，进一步造成《黄帝内经》众多“难解之谜”无法破解。如今《扁鹊镜经》得以再现，更让“归藏技术”失而复得，弥足珍贵。

扁鵲曰：明其息者，知其脈行之度也。人氣之行也，榮衛之所由行焉。氣之所處，榮衛之所舍也；居處相察，溪穀[15]之所舍也；皆出入相司之會焉。交會之氣者，司舍之音；交通之位者，司舍之律；合之乃舍之息，音律乃舍之動，榮衛乃舍之氣也。舍者溪穀之會，以行榮衛，以會大氣也。

故脈息者，經絡流注之節、氣息音聲之奏、經氣往來逆順也。視喘息、聽音聲而知病所苦，按尺寸、明經絡而知病所生，觀規矩權衡以知病所主，別陰陽揆度以明善惡殊貫矣。至數極而道不惑者，謂之明也。明於經隧，呼吸開闔敷布出入，治節之氣知焉；明於調氣，榮衛氣血經絡隴起，內外之處知焉；明於音律，聲息往來氣交節會，脈息之度知焉；明於逆順，清濁浮沉聚散滑澀，揆度之機知焉。

故黃帝謂曰：見其色，知其病，命曰明，清濁肥瘦也；按其脈，知其病，命曰神，邪正淺深也；問其病，知其處，命曰

校注

⑮**溪榖**：底本中的“溪”，在校本皆为“谿”，特此记之。“榖”，在底本和校本中皆为“穀”，后文皆同。

工，所稟厚薄也；聞其聲，知其脈，命曰聖，往來逆順也；察其音，知其息，命曰巧，別其盛衰也。神聖工巧明，醫道大業焉。

《扁鹊镜经》讲座 1：总论

《扁鹊镜经》讲座 2：闻诊方法

《扁鹊镜经》讲座 3：闻诊特点

《扁鹊镜经》讲座 4：闻诊原理（一）

《扁鹊镜经》讲座 5：闻诊原理（二）

《扁鹊镜经》讲座 6：闻诊原理（三）

脈[illegible]卷之[illegible]　錢經扁鵲[illegible]撰

十章

齊襄公問今扁鵲禀音之別。扁鵲曰：天之音聲異者，禀受有別焉。音者，氣之息也；聲者，和也。氣和者音和，氣逆者音逆。禀音者，聲息之本也。[illegible]厭為音也。

黃帝謂曰：音聲之戶者，會厭。音聲[illegible]者[illegible]，[illegible]音之機。[illegible]音聲之關[illegible]，懸雍垂和氣而行者，音聲之度，分氣[illegible]

十音

扁鵲內經卷四鏡經扁鵲蘁稽氏撰

十音

齊襄公問於扁鵲：稟音之別奈何?

扁鵲曰：人之音聲異者，稟受有別焉。音者氣之息也，聲者音之和也。氣和者音和[①]，氣逆者音逆[②]。稟音[③]乃聲息之本也。皆稟氣於會厭為音也。黃帝謂曰：音聲之戶者會厭，音聲之扇者口唇，音聲之機者舌齒，音聲之關者懸雍垂。和氣而行者，音聲之度；分氣泄於頏顙[④]者，音息焉。氣之所以出入上下者，喉嚨也。肺藏氣，朝會百脈，大氣積於胸中，通於沖[⑤]任而稟氣行焉。會厭絡於任沖，取之天突[⑥]，其厭乃發，是謂稟音。沖脈上出頏顙，下注少陰大絡，分氣而泄其血脈，濁氣乃辟。足少陰之脈，上系於舌，絡於橫骨，終於會厭。故平旦精陽滲灌，而音聲明、脈息知焉。權衡規矩准，乃度音之器也。

稟音之半乃准也。准開七方，甬之度；准再乘，開七方，宮之度；准三乘，開七方，商

校注

①**气和者音和**：《灵枢·终始》："知迎知随，气可令和，和气之方，必通阴阳。"《素问·六节藏象论》："气和而生，津液相成，神乃自生。"《素问·举痛论》："气和志达，荣卫通利，故气缓矣。"

②**气逆者音逆**：《素问·逆调论》："不得卧而息有音者，是阳明之逆也。足三阳者下行，今逆而上行，故息有音也。……阳明逆，不得从其道，故不得卧也。"其中，息有音，是气逆证的诊断依据之一。不得卧，是阳明逆的临床表现之一。"足之三阳，从头走足"，其气下行为顺，上行为逆。如呃逆声、嗳气声，都属于气逆之音。"足之三阴，从足走腹"，其气上行为顺，下行为逆。如痛泻要方、缩泉散等，都是治疗气逆证的。

③**禀音**：自然状态下的个人音声特点，及自身禀赋所具有的声音条件和质量。如睡眠中的生理活动，包括呼吸声、心跳声、血流声、肠蠕动声等所发出的生物场反应，都属于禀音范畴。简单来说，禀音是每一个事物最基本的质能自然运动所产生的声波或信息波效应。

④**颃颡**：是指咽之上部与鼻相通处。《灵枢·经脉》："肝足厥阴之脉……循喉咙之后，上入颃颡。"《灵枢·忧恚无言》："颃颡者，分气之所泄也。"

⑤**冲**：在校本为"衝"。《通用规范汉字表》以"冲"为"衝"的异体字。后文皆同，不再重出校，特此记之。

之度；宫乘宫，角之度；宫乘商，徵之度；商乘商，羽之度；商乘角，龢之度[7]。准甬宫商角徵羽龢[8]，皆稟氣之度而異也。權衡者，候舍司應也；規矩者，音律化度也。皆准音、明息之法焉。

齊襄公問於扁鵲：音之分度，可得聞乎?

扁鵲曰：音之高下者，正少眾開判、質虞加太上也。一音十分，乃氣之異、聲之別也。音分之氣，二開六方除二開七方，正之分；音分之象，三開七方除三開六方，正之分；正乘正者，少；少乘正者，眾；少乘少者，開；少乘眾者，判；正乘判者，質；少乘判者，虞；眾乘判者，加；開乘判者，太；判乘判者上。甬者，蓝華類甬[9]之音，其於人者，夜寐徐息之氣也。龢者，離經津氣之音也。故角徵宫商羽，一音十氣之分，皆醫工明息之器也。

以宫之度，乘其分者，正宫、少宫、眾宫、開宫、判宫、質宫、虞宫、加宫、太宫、

⑥取之天突： 这是检测和识别、分析人体禀音的最根本标准。包括因人而异的禀音检测方法，以及统一标准为“取之天突”；针对音阶、纯音的测量法为“禀音之半乃准也”，并以准音的幂级数，逐一进行开七次方，就是“准甬宫商角徵羽龢”八音密率的基本检测分析方法，且以算法得出八音之度，即为纯音；针对音调的测量分析法，就是“一音十分”和音分气象测量法；针对音程的测量法，是异音同气的化音检测与识别；针对音域的测量分析法，是同音异气和气化之音的鉴别分析。天突，《灵枢·本输》：“缺盆之中，任脉也，名曰天突。”《灵枢·骨度》：“结喉以下至缺盆中，长四寸。”

⑦禀音之半乃准也……龢之度： 这是以数学算法测量“音之度”的基本方法。如以（$\frac{1}{2}$）为准音密率，禀音乘以准音密率，就是准之度；则（$1/\sqrt[7]{2}$）为甬音密率，禀音乘以甬音密率，就是甬之度；（$1/\sqrt[7]{2}$）^{2}为宫音密率，禀音乘以宫音密率，就是宫之度；（$1/\sqrt[7]{2}$）^{3}为商音密率，禀音乘以商音密率，就是商之度；（$1/\sqrt[7]{2}$）^{4}为角音密率，禀音乘以角音密率，就是角之度；（$1/\sqrt[7]{2}$）^{5}为徵音密率，禀音乘以徵音密率，就是徵之度；（$1/\sqrt[7]{2}$）^{6}为羽音密率，禀音乘以羽音密率，就是羽之度；（$1/\sqrt[7]{2}$）^{7}为龢音密率，禀音乘以龢音密率，就是龢之度。所以，即使每一个人的呼吸心跳之音不同，但以“天突”禀音作为标准，

上宮也。角徵商羽同法。諸音十氣，皆音聲之樞，權衡之器，氣化之使也。知其音律所稟之往來，經絡氣化之盛衰，乃知血氣逆順盈虛矣。故音息明而脈息知，醫之上工焉。

齊襄公問於扁鵲：氣化之音，可得聞乎？

扁鵲曰：氣動之音，脈動之息，律動之聲，異動之度，並而節會者，乃音之氣、息之律也，而明氣化之音焉。氣化同者，並而合氣，音聲合度也。少角與少羽同，少羽與少角同，少安；少徵與少宮同，少宮與少徵同，少孚；少商與少宮同，少宮與少商同，少躬；少宮與少角同，少角與少宮同，少彌；少角與少徵同，少徵與少角同，少執；少宮與少羽同，少羽與少宮同，少淩；少羽與少商同，少商與少羽同，少解；少商與少角同，少角與少商同，少變；少徵與少商同，少商與少徵同，少隨；少羽與少徵同，少徵與少羽同，少柔。

安孚躬彌執淩解變隨柔，氣化十音也，

其余之音皆可迎刃而解。并且测量方法精准简练、精细深远、变换美妙，法立而道行（与曾侯乙墓“五弦准音器”同法）。

⑧准甬宫商角徵羽龢：“甬”“龢”均为古代音符之一。具体记载于湖北省博物馆藏“曾侯乙编钟”铭文之中。八音是物体自然震动的声波表现，亦是人体生理活动的节律反应之一。所以把这八种汉字音符所代表的“音之度”，称为“本音”。这是校准音阶和音声息律的最基本标准。而且这八种汉字音符，还是区别“禀气之度”的最基本方法。如生物体内的节律运动尤为丰富，尤其是人类心跳运动、呼吸运动、血流运动节律等。这些节律运动，都是人体声音差异不同的表现形式。其中，甬音为音阶之始，如蕊即将绽放之华，如蕾开始甬出而现。二者此时所呈现出的声音，都是与空气之间发生的相位振动形成的。

⑨蕋华类甬：“蕋”，据校本辑入。“蕋华”，应是花蕊绽放状态。类甬，似轻触钟柄之声，轻萦委婉。《周礼·考工记》：“舞上谓之甬，甬上谓之衡。”此处“甬”，为敲击编钟时的特定部位。但“甬者，蕋华类甬之音”，疑为错简，暂寄待商榷。

乃音聲合度之異也。一音而分左右者，合度所並之位異也。左右分位而名一者，音之分度，和之無異也。其於人者，左右經脈之位異，而名一也。

太角與太羽同，太羽與太角同，太安；太徵與太宮同，太宮與太徵同，太孚；太商與太宮同，太宮與太商同，太躬；太宮與太角同，太角與太宮同，太彇；太角與太徵同，太徵與太角同，太執；太宮與太羽同，太羽與太宮同，太淩；太羽與太商同，太商與太羽同，太解；太商與太角同，太角與太商同，太變；太徵與太商同，太商與太徵同，太隨；太羽與太徵同，太徵與太羽同，太盉。皆異音同氣合度之化也。眾開判質虞加上正者同法。

氣化十音者，知經絡真氣之所司，而知臟腑榮衛津液之病焉。宮商角徵羽，皆十氣而並，兩音二十氣，化二百一十音[10]，五音二百氣，化二千一百音也。

⑩两音二十气，化二百一十音：以等差数列前 N 项通式：化音 =20×（1+20）/2=210 组。如“正角、少角、众角、开角、判角、质角、虡角、加角、太角、上角”是一组十气音符，与宫、商、徵、羽任意一组十气音符“同而并化”，都能有 210 组化音。且这时的化音，就会出现不同的化气叠加现象。

齊襄公問於扁鵲：合度之化奈何？

扁鵲曰：同音合度，乃稟氣生化之異，非由行氣化之然也。角音合度者，開角與質角同，加角與太角同，少角與眾角同，質角與虞角同，少角與太角同，眾角與開角同，判角與加角同，少角與開角同，質角與加角同，虞角與太角同，眾角與判角同，開角與加角同，少角與虞角同，眾角與質角同，開角與太角同，少角與判角同，判角與質角同，少角與加角同，質角與太角同，開角與判角同，眾角與加角同，判角與虞角同，眾角與太角同，少角與質角同，虞角與加角同，判角與太角同，眾角與虞角同，開角與虞角同。余皆同法。諸音合度，皆五十五化為法[11]焉。

故黃帝謂曰：上角與太角同，足厥陰藏肝。上徵與太徵同，手少陰藏心。上羽與太羽同，足少陰藏腎。上宮與太宮同，足太陰藏脾。上商與太商同，手太陰藏肺。上甬與太甬同，手厥陰藏胞。徵羽宮商角甬，皆五十五化之度也。

校注

⑪五十五化为法：一音十气，及气化十音，都可运用“同音异气”化度方法，通过对发作时声音强弱和频率高低的检测识别，作为判断分析轻重缓急的标志。使用等差数列进行计算，很容易知道这个结果：化音 =10×（1+10）/2=55。

扁鵲內經者也[illegible]經扁鵲蓋倡[illegible]

六十首

齊襄公問於扁鵲音律何以知脈異扁鵲曰六十首者以度病[illegible]淺深也人身之氣無不息者經絡氣化之機人之氣化動靜相召者呼吸音聲脈息其升降出入者皆由生長而變與其氣化而為脈乃氣之來音乃氣之機息乃氣之[illegible]聲乃氣之[illegible]乃氣之行化乃氣之樞經脈所動之氣榮衛交會之[illegible]者皆聲[illegible]音身之高下長短

六十首

扁鵲內經卷四鏡經扁鵲蘆稽氏撰

六十首

齊襄公問於扁鵲：音律何以知脈息之異？

扁鵲曰：六十首①者，以度病處淺深也。人身之氣，動而不息者，經絡氣化之機。人之氣化，動靜相召者，呼吸音聲脈息。其升②降出入者，皆由生長而變，與其氣化而動焉。

脈乃氣之象，音乃氣之機，息乃氣之動，聲乃氣之持，律乃氣之行，化乃氣之樞。經脈所動之氣，榮衛交會之形者，皆聲息音律之高下長短也。氣動者律，脈動者息，音動者聲，律動者樞。故氣化之行，音息之律，皆氣和之樞以然也。

音律之有經緯③，其氣相合而立。脈息本於氣化④，其形相司而章。立章之道，必有明法而起度數。法式檢押⑤，必知其樞以行其章。黃鐘南呂，太陰也；蕤賓夾鐘，太陽也；太陰太陽之氣和，以行經緯之化。太簇林鐘，

校注

①六十首：《素问·方盛衰论》："奇恒之势乃六十首。"《难经·十六难》："脉有三部九候，有阴阳，有轻重，有六十首，一脉变为四时，离圣久远，各自是其法，何以别之？"皆仅存名而无答案。

②升：校本改为"昇"。

③音律之有经纬：音律之所以不同，是由于"变化者以生，气和者而成"。"经纬"，《灵枢·卫气行》载："房昴为纬，虚张为经。"

④脉息本于气化：脉气之所以出入，如《六十首》："以其动也，法之于人，和之者若响，随之者若影"。气化之所以变易，如《六十首》："由其变也，气动无常，散阴颇阳。……而知气化常与异也。"

⑤法式检押：《灵枢·逆顺肥瘦》载："必有明法，以起度数，法式检押，乃后可传焉。"所以扁鹊认为："气化之行，音息之律，皆气和之枢以然也。"所谓"气和之枢"，《灵枢·终始》载："知迎知随，气可令和，和气之方，必通阴阳。"早已成为气化合度的指导思想。

少陽也；夷則大呂，少陰也；少陰少陽之氣和，以行樞持之化。姑洗仲呂，陽明也；無射應鐘，厥陰也；厥陰陽明之氣和，以行四維之化。

樞者，經緯之氣得以持也，四維之度[⑥]得以行也，玉機之數得以和也，樞機之化不可違也。氣和者，樞機之動宜於化。變化者，樞機之行利於氣。故樞持者，變化者以生，氣和者而成。十二律之氣，二開三方除二開四方。十二律之象，三開四方除三開三方。氣象化律，昇降出入也。奇偶十二律，以行七十二舍之氣矣。七十二舍者，以恒氣化變易出入焉。

變乃生之源，化乃長之源。氣之變化，成敗倚伏生乎動，動而不已則變作矣。以其動也，法之於人，和之者若響，隨之者若影。由其變也，氣動無常，散陰頗陽。故以脈息音律，約度其變，揆度其動，而知氣化常與異也。

⑥**四维之度：**以经络为枢纽，以人体（生理病理）-时间（周期戒律）-环境（天人合一）-检测（社会行为）构成的四维诊断和识别标准。具体结合《八舍》《通天》《二十七候》《奇恒》《揆度》《脉息》等共同构建的“七十二舍”与“七十三舍”体现的六竟盈虚运动和归藏级联特征。

揆者，診脈息音律之候舍，明氣化由行之分野，而診奇病合微之事焉。度者，診聲息音舍氣化之律，乃知其病邪正盛衰大小淺深也。故氣動之度、人之稟氣異者，變化之父母也。清濁肥瘦、盈虛滑澀者，質同而異等也。食飲居處、寒暑呼吸、陰陽喜怒之變者，皆稟受氣化之異也。

齊襄公問於扁鵲：六十首法，可得聞乎？

扁鵲曰：音律以規矩而成章，脈動以呼吸而為象。象氣合一，乃立其首，皆音律合氣之度焉。《神農上經》曰：順逆六十首。安黃鐘，孚大呂，躬太簇，弜夾鐘，執姑洗，淩仲呂，解蕤賓，變林鐘，隨夷則，盉南呂，安無射，孚應鐘，躬黃鐘，弜大呂，執太簇，淩夾鐘，解姑洗，變仲呂，隨蕤賓，盉林鐘，安夷則，孚南呂，躬無射，弜應鐘，執黃鐘，淩大呂，解太簇，變夾鐘，隨姑洗，盉仲呂，安蕤賓，孚林鐘，躬夷則，弜南呂，執無射，淩應鐘，解黃鐘，變大呂，隨太簇，盉夾鐘，安姑洗，孚仲呂，躬蕤賓，弜林鐘，執夷則，淩南呂，解無射，變應鐘，隨黃鐘，盉大呂，安太簇，孚夾鐘，躬姑洗，彇仲呂，執蕤賓，淩林鐘，解夷則，變南呂，隨無射，盉應鐘，皆氣終而象變。

盉黃鐘，安應鐘，孚無射，躬南呂，彇夷則，執林鐘，淩蕤賓，解仲呂，變姑洗，隨夾鐘，盉太簇，安大呂，孚黃鐘，躬應鐘，彇無射，執南呂，淩夷則，解林鐘，變蕤賓，隨仲呂，盉姑洗，安夾鐘，孚太簇，躬大呂，彇黃鐘，執應鐘，淩無射，解南呂，變夷則，隨林鐘，盉蕤賓，安仲呂，孚姑洗，躬夾鐘，彇太簇，執大呂，淩黃鐘，解應鐘，變無射，隨南呂，盉夷則，安林鐘，孚蕤賓，躬仲呂，彇姑洗，執夾鐘，淩太簇，解大呂，變黃鐘，隨應鐘，盉無射，安南呂，孚夷則，躬林鐘，彇蕤賓，執仲呂，淩姑洗，解夾鐘，變太簇，隨大呂，皆柔和以相離。

齊襄公問於扁鵲：首舍之度，揆之奈何？

扁鵲曰：切循脈息，得音律之氣，立脈

動之舍，乃為音息之首，而求其脈理焉。呼吸脈動分野者，知其脈律之候；定息脈動之位者，乃知脈息之音；合音律，而度六十首之象焉。

象者，音之位，脈之息，聲之章，氣之華，律之應也[7]。氣化十音相合十二律，乃知七十二舍氣交之度矣。一音十氣，乃舍度氣始之首焉。開變仲呂，長壴之舍；叛變蕤賓謙止，眾變林鐘歸藏，質變夷則動長，加變南呂生壴，虡變無射壴生，虡變應鐘壴藏，加變黃鐘生歸，質變大呂動動，太變太簇止止，叛變夾鐘謙育，上變姑洗藏長。首舍皆然。

首者，皆為音之始，亦皆氣之立；皆為氣之機，亦皆聲之章；皆為律之調，亦皆脈之動也。音立而知首之所始，首立乃知舍之氣行焉。舍者首之象也，首者舍之氣也；氣者息動之原，象者變化之度。象氣首舍，歸藏[8]之器也。故訣其脈，知其變，明其化，知其病，和其氣，適其稟焉。

⑦象者，音之位……律之应也：“音之位”为象，与“音乃气之机”彼此互应，所以音为气之印象；“脉之息”为象，与“息乃气之动”彼此关联，所以脉为气之内象；“声之章”为象，与“声乃气之持”相互响应，所以声为气之动象；“气之华”为象，与“化乃气之枢”关联紧密，所以华为气之形象；“律之应”为象，与“律乃气之行”彼此一体，所以律为气之迹象。

⑧归藏：《素问·六元正纪大论》：“太阳所至为寒府，为归藏。”但归藏是做什么的？又是怎么做的？具体做了哪些？做的结果怎样？做与不做的差别何在？对生命力作用的响应程度如何？《黄帝内经》都没有回答。目前《扁鹊内经》卷四《镜经》，是唯一详细记载并精细建立归藏技术体系的最古老经典。如《八舍》《通天》《二十七候》《六十首》《十音》五篇，都是记载归藏内容的珍稀文献。

八會

齊襄公問於扁鵲氣交之會可得聞乎扁鵲曰人之走也右手比[illegible]足而行左手比[illegible]足而行[illegible]足送移而前皆經之氣比類後然也比之一同而和相引以應也十二經脈皆絡三百六十五節[illegible]行于身五[illegible]有奇有奇為左右之氣上下位氣交之[illegible]榮衛[illegible]穀大會之會為漢穀者奏理之分真氣[illegible]也分[illegible]之會[illegible]也[illegible]經三

八舍

扁鵲內經卷四鏡經扁鵲蘆稽氏撰

八舍

齊襄公問於扁鵲：氣交八舍[①]，可得聞乎？

扁鵲曰：人之走也，右手比于左足而行，左手比于右足而行。手足迭移而前，皆經之氣[②]比類使然也。比者，一同而和，相司以應也。十二經脈，皆絡三百六十五節，晝夜行于身五十周有奇焉。左右之氣，上下之位，氣交之中，皆榮衛溪穀大會之舍焉。溪穀者，奏理之分[③]，真氣之所起也。分之小會者溪也，小溪三百五十四名。分之大會者為谷，大谷十二俞焉。溪穀之間，以行榮衛，以會大氣者，節之交、舍之度也。故《神農上經》曰：天氣歸於心，地氣藏於精，風氣生於津，雷氣動於肺，穀氣長於氣，雨氣育於液，川氣止於骨，海氣壴於筋，真氣謙於血[④]。歸藏生動長育止壴，氣之所處，病之所舍。太過者氣專，有餘者氣勝，不足者氣兼，不及者氣並，相通者氣會，氣和者令和。六节交通，生生化化。八舍九气皆始於谦。沖任督

校注

①**八舍：**《公甫文伯脉诀》："归藏生动长育止壴，气之所舍，病之所处矣。"

②**经之气：**校本为"经隧之气"。底本脱漏"隧"字。《素问·调经论》："五脏之道，皆出于经隧，以行血气。血气不和，百病乃变化而生，是故守经隧焉。"《灵枢·玉版》："胃之所出气血者，经隧也。经隧者，五脏六腑之大络也。"

③**奏理之分：**《徐衡脉经》卷下《八舍图》曰："精气津血营卫，行会于三焦肓膜之分，各奏其能而为节之交也。三百六十五节会者，皆气舍交奏之度，舍分音律之象也。奏者，差移之动也。奏于肓膜之分为原，乃脏腑形骸气化交变之所，以奏谿穀也。奏于谿穀之分为理，乃荣卫出入交会未化之处，各奏尔能也。奏理者，乃真气生会、荣卫交变之所舍矣。故卫气每至于风府，奏理乃发也。"

④**天气归于心……真气谦于血：**"天气归、地气藏、风气生、雷气动、穀气长、雨气育、川气止、海气壴、真气谦"九气，为何能够与人体"心、精、津、肺、气、液、骨、筋、血"之间，形成这样一种直接对应的生理病理关系？汉《徐衡脉经》卷中载有"归气乾元解、藏气坤元解、生气巽元解、动气震元解、长气离元解、育气坎元解、止气艮元解、壴气兑元解、谦气化元解"。这对解译八舍符号内涵及实质性能等，都指出了明确的路径方向。

蹺[⑤]，居中爲根應谦，以章气化之枢。舍乃正邪共会之所也。黄帝謂曰：六經波蕩，參差迭移，太過不及，專勝兼併，盛衰往復，糾纏遲速，皆經絡滲灌諸節使然也。精气津血荣卫、脏腑经络百骸、筋脉肢节九窍，皆有虚实焉。谦者稟，致恭而存其位。故同氣相離而不散，異氣相合而不聚，開闔樞持而相召，上下盈虛而相使，六經八舍皆相司焉。

齊襄公問於扁鵲：化音之舍，何氣使然？

扁鵲曰：音者舍之分也，律者舍之位也，息者舍之氣也，候者舍之機也。故氣動之變，位之殊貫，皆稟氣舍而知焉。黄帝謂曰：氣有定舍，因處為名，上下中外，分為三員。角徵宮商羽甬龢，定舍稟氣之音也，以行氣化之機。正少眾開判、質虞加太上，一音十氣，定舍動氣之音也，以度榮衛交會由行之所始。因時而異，與時相召者，當位差移之音也，以知經絡流注之多少。流者，以沃若澤潤；注者，而周旋歸來。皆氣舍差移，氣動出入之度也。

校注

⑤**蹺**：底本之“蹺”，校本皆为“趬”，后文皆同，特此记之。汉《徐衡脉经》卷下《八舍图》载：“趬脉者，藏会清轻之气也，乃清阳上窍之道也。”

稟受之氣，化之始也。由行之氣，動之所也。差移之氣，行之度也。三音化律，參差迭移、變化倚伏、糾纏往復而相司者，命曰氣舍。知其氣舍，乃知脈息病處也。節之舍者，真氣由行出入也。氣舍者，交節氣化之度也。皆稟三百六十五節氣味焉。恒其氣交之舍，揆其音律之度，明其原，睹其應，乃知臟腑氣血津液盛衰之為病矣。

齊襄公問於扁鵲：諸經八舍，倚伏糾纏[⑥]，可得聞乎？

扁鵲曰：八舍者，氣化節會之所也。化律之氣，乃八舍氣化之機焉。《神農上經》曰：謙歸，質安黃鐘，右手少陰兼於左足太陰。歸藏，眾變林鐘，右手陽明和於右足少陽。藏生，正執太簇，左手厥陰並於左足少陽。生動，太孚南呂，右手厥陰勝於右足太陰。動長，質隨姑洗，右手太陽和於左足陽明。長育，開淩應鐘，左手太陽勝於左足厥陰。育止，少躬蕤賓，左手太陰勝於右足太陽。止亶，太盉大呂，右手少陽並於左足少

⑥**倚伏纠缠**：倚伏，与太极互根、阴阳互为对称极限等。纠缠，《鹖冠子·世兵》载："祸乎福之所倚，福乎祸之所伏，祸与福乎纠缠。"可参《脉息》篇"校注 ⑭"关于《八舍》特点与纠缠倚伏的注解。

陰。壴歸，虞解夷則，左手陽明兼於右足少陰。謙藏，判彇夾鐘，左手少陰兼於左足太陽。歸生，眾安無射，右手少陰並於右足厥陰。藏動，正淩仲呂，左手太陽兼於右足陽明。生長，太躬黃鐘，左手厥陰兼於左足太陰。動育，質盉林鐘，右手厥陰兼於右足少陽。長止，開解太簇，左手陽明和於左足少陽。育壴，少彇南呂，左手少陰勝於右足太陰。止歸，上安姑洗，右手少陰勝於左足陽明。壴藏，虞變應鐘，右手陽明專於左足厥陰。

謙生，判執蕤賓，左手少陽兼於右足太陽。歸動，眾孚大呂，右手太陰兼於左足少陰。藏長，上隨夷則，右手太陽兼於右足少陰。生育，太彇夾鐘，左手少陰勝於左足太陽。動止，虞安無射，右手少陰專於右足厥陰。長壴，開變仲呂，右手厥陰專於右足陽明。育歸，少執黃鐘，左手少陽專於左足太陰。止藏，上孚林鐘，右手太陰專於右足少陽。壴生，虞隨太簇，右手太陽勝於左足少陽。

謙動，判淩南吕，左手太陽兼於右足太陰。歸長，眾躬姑洗，左手太陰並於左足陽明。藏育，上盉應鐘，右手少陽專於左足厥陰。生止，加解蕤賓，左手陽明專於右足太陽。動壴，虡孚大吕，右手厥陰勝於左足少陰。長歸，開隨夷則，右手太陽勝於右足少陰。育藏，少淩夾鐘，左手厥陰和於左足太陽。止生，上躬無射，左手太陰兼於右足厥陰。壴動，虡盉仲吕，右手少陽勝於右足陽明。

謙長，判解黄鐘，左手陽明並於左足太陰。歸育，眾彁林鐘，左手少陰專於右足少陽。藏止，正安太簇，右手少陰兼於左足少陽。生壴，加變南吕，右手陽明並於右足太陰。動歸，質執姑洗，左手少陽兼於左足陽明。長藏，開孚應鐘，右手太陰勝於左足厥陰。育生，少解蕤賓，左手陽明並於右足太陽。止動，上彁大吕，左手厥陰專於左足少陰。壴長，加安夷則，右手厥陰兼於右足少陰。

謙育，叛變夾鐘，右手陽明兼於左足太陽。歸止，眾執無射，左手少陽和於右足厥陰。藏壴，正孚仲吕，右手太陰兼於右足陽明。生歸，加隨黄鐘，右手太陽勝於左足太陰。動藏，質淩林鐘，左手太陽專於右足少陽。長生，開躬太簇，左手太陰並於左足少陽。育動，正盉南吕，右手少陽兼於右足太陰。止長，上執姑洗，左手少陽和於左足陽明。壴育，加孚應鐘，右手太陰兼於左足厥陰。

謙止，判隨蕤賓，右手厥陰和於右足太陽。歸壴，眾淩大吕，左手太陽兼於左足少陰。藏歸，正躬夷則，左手太陰專於右足少陰。生藏，加盉夾鐘，右手少陽勝於左足太陽。動生，質解無射，左手陽明專於右足厥陰。長動，開彁仲吕，左手少陰和於右足陽明。育長，少安黄鐘，左手厥陰勝於左足太陰。止育，太變林鐘，右手陽明兼於右足少陽。壴止，加躬太簇，左手太陰專於左足少陽。

謙壴，判盃南呂，右手少陽專於右足太陰。歸歸，眾解姑洗，左手厥陰勝於左足陽明。藏藏，正彌應鐘，左手少陰和於左足厥陰。生生，太安蕤賓，右手少陰兼於右足太陽。動動，質變大呂，右手陽明和於左足少陰。長長，開執夷則，左手少陽並於右足少陰。育育，少孚夾鐘，右手太陰專於左足太陽。止止，太隨無射，右手太陽勝於右足厥陰。壴壴，虞淩仲呂，左手太陽專於右足陽明。

謙歸，判躬黃鐘，左手厥陰勝於左足太陰，乃謙歸氣行七十三舍也。歸藏，少盃林鐘，右手厥陰勝於左足少陽，乃歸藏氣行七十三舍也。藏生，上解太簇，左手陽明並於左足少陽，乃藏生氣行七十三舍也。諸舍同法。七十三舍者，差移而複，氣布而行也，乃交節之氣，行於復會之所也。舍之分度，皆象立氣布、音律變化之會也。六十首者，舍分之始也。舍分之氣，二開八方除二開九方；舍分之象，三開九方除三開八方。故七十二舍，氣之立也。七十三舍，氣之行也。

謙歸者，氣交之舍也。黄鐘，左足太陰氣行之度；質安判躬，一息脈動之高下也。其動搖之分，乃奇恒之勢焉。勢者象之態也。謙者，募原[7]真氣，太虛之象也。歸者，吸入清氣，以生真氣也。黄帝謂曰：真氣者，稟受於天，與穀氣並而充身焉。稟氣者血氣也，天氣者清氣也，穀氣者水穀焉。清稟穀三氣，交變於五臟六腑，氣動於三百六十五節，化生精微焉。清氣歸於脈，與血氣合而行之，以奉生身焉。

真氣通於三焦而謙於血。人始於母腹，臍乃肇始化生之原。三焦者，人之太虛，奏理肓膜[8]也；奏理者，三焦之道，真氣生會之所。太虛者精氣司化之機，肓膜者氣化交變之分也。分者，肉上膚下者玄府，肉下筋上者溪穀。募原乃臟腑類分之使，膜原[9]乃真氣治節之府，皆肓膜質同而異等也。三焦主氣為經氣之海。三焦約者，母腹孕化之本焉。真氣謙於血者，稟於父母，受於水穀，化於

⑦**募原**：《素问·疟论》："邪气内薄于五藏，横连募原也。"

⑧**肓膜**：《素问·痹论》："卫者……熏于肓膜，散于胸腹。"

⑨**膜原**：《素问·举痛论》："寒气客于肠胃之间，膜原之下。"

清氣矣。

天氣通於肺[10]而歸於心。人之生，以通天氣者，肺司開闔呼吸也。肺脈之行，起於中焦，稟受臍之原氣，肇始三焦氣化也。肺朝百脈，心藏脈，手少陰藏心，三焦乃心脾之司也。清氣歸手少陰以布諸經，足太陰稟受清氣而化，皆宗募原真氣之司應，而並穀氣行於身也。

三焦者氣化之府，任督者陰陽中根，皆氣化司應之本也。沖脈者，諸精滲灌于溪穀也。募原之氣所以行於身者，蹺脈也。沖任督蹺，乃諸舍氣化之原也。原者布氣化精之機，精者身之本也。精氣和於八舍而化，肇于沖任督蹺而行，以章氣化之樞也。謙者稟氣於原，居中為根，陽藏于陰，陰動于陽，致恭而存其位。故質安、判躬黃鐘者，皆舍之化度，音律合氣焉。

校注

⑩天气通于肺：《素问·阴阳应象大论》："天气通于肺，地气通于嗌，风气通于肝，雷气通于心，谷气通于脾，雨气通于肾，六经为川，肠胃为海，九窍为水注之气。"其中"嗌"与"谷"，底本与校本皆为"胞"与"穀"。

根皆氣化司應之本也[illegible]者諸精[illegible]也[illegible]原

之氣所以行全身者蹻脈任督蹻乃諸會氣化之原

也原者布氣化精之機精者主之本也精舍於八舍而

化聲于沖任督蹻而行以章氣化之樞也謀者稟氣于原

居中為樞陽藏于陰陰動于陽分而存其位故質安判

躬黃鍾者皆舍之化度首律合氣于[illegible]

扁鵲內經卷四　鏡[illegible]扁鵲蓋稽氏撰

〻　通身

齊長公問於扁鵲[illegible]氣逆移皆通于[illegible]奈何扁鵲曰[illegible]氣

通天

扁鵲內經卷四鏡經扁鵲薑稽氏撰

通天

齊襄公問於扁鵲：九氣[①]迭移，皆通天地奈何？

扁鵲曰：天氣出入於人者，日月星雲躁靜也。地氣資生於人者，居處寒暑化物也。天食人以五氣，地食人以五味。五氣入鼻，藏於血之府[②]；五味入口，藏於穀之府[③]。氣和而生，脈氣流經。味有所資，血氣以流。胃腸受盛[④]，化物變氣。皆各注其海[⑤]焉。其化者，味歸形，形歸氣，氣歸精，精歸化也。隨運歸從，久而增氣。歸所同和，物化之常矣。

天之五氣，風熱濕火燥寒[⑥]，氣化之章也。地之五味，酸苦甘淡辛鹹[⑦]，氣化之物也。人之五志，喜怒悲思恐驚[⑧]，氣化之紀也。氣之五化，專勝兼並通和[⑨]，氣化之度也。

校注

①九气：《公甫文伯脉诀》：“归、藏、生、动、长、育、止、壴、谦，八者为舍，九者为气也。天地风雷谷雨川海真，九气之本也。”

②血之府：《素问·脉要精微论》：“脉者，血之府也。”

③穀之府：《灵枢·本输》：“脾合胃，胃者五穀之府。”《素问·奇病论》：“夫五味入口，藏于胃，脾为之行，其精气津液在脾。”

④胃肠受盛：《灵枢·本输》：“心合小肠，小肠者受盛之府。”《素问·六节藏象论》：“五味入口，藏于肠胃，味有所藏，以养五气。”

⑤各注其海：如本篇最后记载有十海之名，分别为：“三焦者气之海，脉道者血之海，胞络者精之海，脑者志意之海，骨者髓之海，经络者真气之海，溪谷者津液之海，节者筋之海也，冲脉者经脉之海……阳明者五脏六腑之海。”

⑥天之五气，风热湿火燥寒：《素问·六元正纪大论》“厥阴所至为风生”“少阴所至为热生”“太阴所至为湿生”“少阳所至为火生”“阳明所至为燥生”“太阳所至为寒生”。五气之所以为六者，《素问·六节藏象论》记载：“夫六六之节，九九制会者，所以正天之度、气之数也。天度者，所以制日月之行也。气数者，所以纪化生之用也。”

化者生之始，變者化之終。氣化之變易，六十首之勢也。氣化之志物，音律候舍之機也。皆藏象六節[10]，五化以生焉。黃帝謂曰：自然之物，易用之數，逆順之常也。自然之物者，六節之氣也，二開二方除二開三方，乃知化生之勢也。易用之數者，六節之象也，三開三方除三開二方，乃知節會之所也。

味化者，酸苦，酸甘，酸淡，酸辛，酸鹹，苦甘，苦淡，苦辛，苦鹹，甘淡，甘辛，甘鹹，辛淡，辛鹹，鹹淡也。左右分位，三十氣立，陰陽十五也。氣皆五化，交變之紀也。味皆五化，物皆參差也。

五志之化，喜怒化端，喜悲化柔，喜思化悅，喜恐化斂，喜驚化揚，怒悲化急，怒思化躁，怒恐化暴，怒驚化亂，悲思化哀，悲恐化餒，悲驚化散，思恐化怨，思驚化鬱，恐驚化畏。五志五味和，則精氣盈[11]。勝者傷氣，兼者傷精，太過者變易，不及者並。《神農大要》曰：無代化，無違時，

⑦地之五味，酸苦甘淡辛咸：《素问·天元纪大论》："天以六为节，地以五为制。"如本篇文中"味化者"，共有十五组："酸苦，酸甘，酸淡，酸辛，酸咸，苦甘，苦淡，苦辛，苦咸，甘淡，甘辛，甘咸，辛淡，辛咸，咸淡。"其中，两两合化，五味皆有五化，如酸淡、苦淡、甘淡、辛淡、咸淡等。所以，五气、五志、五化等，皆遵循这样一种"气化合度"的最基本方法，才呈现为生生化化的缤纷炫丽之象。

⑧人之五志，喜怒悲思恐惊：人类的情志变化及心理活动丰富多彩。但都是由最基本的情志表现而综合反应形成的。扁鹊认为：五志之化，亦皆有五，如文中"喜怒化端，喜悲化柔……思惊化郁，恐惊化畏。"这与《灵枢·阴阳二十五人》所载角徵宫商羽皆有五分、经络皆为上下之分的宗旨相同。

⑨气之五化，专胜兼并通和：气化具有众多状态和不同表现，但都本于三阴三阳。如《素问·六元正纪大论》："厥阴所至为生化，少阴所至为荣化，太阴所至为濡化，少阳所至为茂化，阳明所至为坚化，太阳所至为藏化，布政之常也。"及《气交变大论》："德化政令灾变，不同其候也。"扁鹊则将手足六经分为上下，以八舍与音律的迭移递迁节律，建立了七十二舍与七十三舍之间的变化迁移。其中，七十二舍类似于坐标，七十三舍为气化运行的轨迹枢纽。二者合参，可以检测并计算出营卫运行的距离变化、时间节律和运行速度等，包括不同声音的能量变化及数

必養必和，待其來複，和而不爭，往復之作也。

精氣並[12]於心者喜，並於肺者悲，並於肝者憂，並於膽者怒，並於腦者驚，並於脾者愁，並於胃者思，並於腎者恐，並於胞者恚，並於三焦者笑，並於膀胱者忘，並於小腸者慮，並於大腸者躁。謹和氣味而服之，補精益氣也。氣增日久，變化倚伏[13]。善喜者，病在心，心傷則善驚。四時五臟病，皆隨氣味之過矣。

齊襄公問於扁鵲：精化藏氣，氣化藏精，可得聞乎？

扁鵲曰：太虛之中，地之居也，大氣舉之，日月運之，氣交差移，生化之宇。虛者，列應天之精氣也[14]。地者，載生成之形類也。精食氣，形食味，化生精，氣生形。其於人者，地氣通於胞[15]而藏於精。胞者，精之府也。地气者，載精氣之化[16]也。精者，真氣，身之本也。真氣者，清稟穀三氣行於身，以据，如每个人的声音大小，与其营卫强弱和运行速率都直接相关等。从而表现为《通天》《八舍》的交互反应：“胜者（有余）伤气，兼者（不足）伤精，太过者变易（“专”是气化反应的极限之最，如阳极则阴，阴极则阳，所以气专而变易），不及者并”等“未病”体质。“通”与“和”见下文⑪中。

⑩**六节：**《公甫文伯脉诀》：“六节者，六竞也。所以立音之气，正律之象也。音之六竞，四十二象之气也。律之六竞，七十二舍之气也。”“六竞”之名，见《素问·六节藏象论》：“天有十日，日六竟而周甲。”六节皆有气和象之分，象气之间盈虚迭移的六竞本质是“专胜兼并通和”。六竞是六节之所以形成的动态过程，六节是六竞发生发展的物态表现，如《素问·六元正纪大论》“厥阴所至为生，为风摇；少阴所至为荣，为形见；太阴所至为化，为云雨；少阳所至为长，为蕃鲜；阳明所至为收，为雾露；太阳所至为藏，为周审，皆气化之常也。”其中，生荣化长收藏，为六节之气也。风摇、形见、云雨、蕃鲜、雾露、周审，为六节之象也。所以扁鹊记载：“自然之物者，六节之气也；……易用之数者，六节之象也。”并给出具体的象气测量方法等。

⑪**五志五味和，则精气盈：**精气津血营卫与五气五味、五志五化等进行的“气化合度”反应，都必须以适宜人体禀质特点及生理活动特征为根本原则，这也是中医生理学的最基本法则。即使在彼人之身为

養五臟氣。諸氣之精，皆通所藏焉。《神農上經》曰：風氣通於肝而生，藏生氣交，臟真散於肝，肝藏筋膜之氣，和調諸節也。雷氣通於心而動，藏動氣交，臟真通於心，心藏血脈之氣，和利諸脈也。穀氣通於脾而長，藏長氣交，臟真濡於脾，脾藏肌肉之氣，解利分肉也。天氣通於肺而歸，藏歸氣交，臟真高於肺，肺朝百氣，吸清呼濁，以行榮衛陰陽也。雨氣通於腎而育，藏育氣交，臟真下於腎，腎藏骨髓之氣，髓不生則骨不滿矣。川氣通於腦[17]而止，藏止氣交，臟真達於腦，腦藏志意之氣，通調六經也。海氣通於胃而壹，藏壹氣交，臟真滋於胃，胃藏水穀之氣，生會榮衛焉。真氣通於三焦而謙，藏謙氣交，臟真榮於三焦，蓄育五臟六腑之精，以約氣化之道矣。

五臟之道，皆出於經隧，以行精氣津血焉。經絡者，真氣由行往來之道也。川者，六經溪穀節會出入也。隧者，五臟六腑之大絡。故藏者，化其精氣，以養臟真也，乃滲灌節會，司於候舍之機焉。

常，而在此人之时，则有可能呈现有余太过、不足不及等不同表现。然而“相通者气会”与“气和者令和”（《八舍》），不仅是正邪两种“气化合度”的机理，也是阴阳顺逆、迎随从舍的根本动力——气和相通、令和精化、经和布气、阴阳和则盈盛等“平人”标志。

⑫**精气并：**人体“精气津血营卫”六种基本质能元素的运动过程——经络流注反应。不仅可以出现量度上的不足，而且还会发生某一经络藏象与质能元素间的不及状态，如“精气并于心者喜……并于大肠者躁”等。这也是五志之化与五气、五味、五化等彼此之间都遵循的质能交会节律之一。

⑬**气增日久，变化倚伏：**气增日久，则易于太过。太过者变易，则彼变而此伏。变则不及，易则不足，故彼此变化，相互倚伏。根源都是由于补益太过或偏嗜过度所致。

⑭**虚者，列应天之精气也：**“虚”是指“太虚之中”。所谓太虚，指宇宙空间。《素问·五运行大论》：“地为人之下，太虚之中者也。……大气举之也。”

⑮**地气通于胞：**《素问·阴阳应象大论》：“地气通于嗌。”

⑯**地气者，载精气之化：**《素问·五脏别论》：“脑髓骨脉胆女子胞，此六者，地气之所生也。皆藏于阴而象于地，故藏而不泻，名曰奇恒之府。”

齊襄公問於扁鵲：臟真形氣奈何？定舍藏精，可得聞乎？

扁鵲曰：臟真之形氣者，精也。精氣於身者，俞也。俞之氣變，病之舍也。《神農下經》曰：頭首之病，入通厥陰，開竅於目，藏精於肝，俞在頸項。臟真之病，入通少陰，開竅於舌，藏精於心，俞在胸肋。腹中之病，入通太陰，開竅於唇，藏精於脾，俞在肘膕。肩背之病，入通於肺，開竅於鼻，藏精於肺，俞在膺背。季脅之病，入通於膽，開竅於耳，藏精於膽，俞在脊髀。嗣育之病，入通於胞，開竅廷孔，藏精於胞，俞在尻骶。四肢溪穀，入通於腎，開竅二陰，藏精於腎，俞在腰股。奏理分肉，入通三焦，開竅玄府，藏精於三焦，俞在手足心。諸精之氣，入通於腦，開竅於瞳，藏精於腦，俞在頭角。滲諸陽灌諸精者，五臟氣布之機也。

人與天氣，治化於肺之開闔；人與地氣，生化於胞之嗣育。應天之氣者，動而不息；故心肺相召，以行氣血也。應地之氣者，靜

校注

⑰川气通于脑：《通天》载："川者六经溪谷节会出入也""诸精之气，入通于脑"等。《灵枢·经脉》："精成而脑髓生。"《灵枢·海论》："脑为髓之海。"

而守位；故胞絡藏精，長養臟真之本也。動靜相召，上下相臨，陰陽相錯，剛柔相司，而變由生矣。

齊襄公問於扁鵲：氣布精變，可得聞乎？

扁鵲曰：風氣通於肝而生於津。生者，津氣以行，榮衛相成也。衛氣之所行速者，謂之風。溫分肉充皮膚者，謂之津。津者衛之物也，衛者津之化也；津之行者衛也，衛之用者津也。手陽明主津，足厥陰主衛。肝氣通於大腸也。肝氣以津，脾氣乃絕。氣和而生，津液相成，而化而變，風所由生。息動脈應，知其變易也。絕者，胃失脾主行其津液而淫也。風客淫氣，精亡肝傷。

雷氣通於心而動於肺。動者，約度其變，衡其生化也。人之雷氣，濁氣也。濁氣歸心而動於肺者，清濁出入也。手少陰主神，手太陰主肺。神機司化，始生始長，始化始成，持於氣交也。肺主宗氣，朝會百脈，輸布榮衛，通調水道也。黃帝謂曰：宗氣積於胸中，出於喉嚨，以貫心脈，而行呼吸焉。神機不利，心氣喘滿，腎氣乃衡。暴氣象雷，逆氣象陽，雷殷氣交，川流漫衍，腹脹腸鳴，胕腫身重矣。

穀氣通於脾而長於氣。長者，氣布蕃茂，化氣神機也。穀氣者，榮衛也。神者，水穀之精氣也。榮而神者，泌津液，注脈化血，以榮四末，內注五臟六腑，以應漏刻之數焉。脾藏榮，足太陰藏脾，脾主為胃行其津液焉。手少陽主氣，真氣長於奏理，氣化司於三焦也。穀氣津液以行，榮衛大通而長焉。氣化和調，長之原也。氣化蕃秀，變之由也。黃帝謂曰：五穀入胃，津液、糟粕、宗氣，分為三隧。脾氣不濡，胃氣乃厚矣。

雨氣通於腎而育於液。育者，水液溉注，蕃育而養也。腎者水臟，主津液。水者，循津液而流也。液者，灌精濡空竅也。手太陽主液，手厥陰主脈。津液和調，變化而赤為血。脈者血之府也。血行脈中者順，溢於脈外者逆也。小腸者，水穀化物之府。火疾風生，乃能雨。因而大飲，則氣逆矣。

川氣通於腦而止於骨。止者，氣散而形，出入治化也。足少陽主骨，足少陰主髓。腦者以髓為主。黃帝謂曰：氣在頭者，止之於腦；氣在胸者，止之膺背；氣在腹者，止之背臍；氣在脛者，止之氣街，與承山踝上及下。骨之屬者，滲精益腦之絡也。骨空者，腦絡所過之所也。足少陰者，伏行而濡骨髓。膽者，清淨之府焉。少陽屬腎[18]，腎上連肺，故將兩臟而動，滲至骨髓也。骨者髓之府，髓者骨之充焉。膽移熱於腦，頭項腦戶中痛，目如脫；輕則鼻淵，濁涕下不止也。

海氣通於胃而壴於筋。壴者，氣潔清淨，而生化治也。足太陽主筋，足陽明主血。太陽之氣，精則養神，柔則養筋。胃者，水穀之海也。腎者胃之關，聚水而從其類也。膀胱藏津液而通水道矣。食飲入胃，散精於肝，淫氣於筋，濁氣歸心，淫精於脈，息動脈應，經絡流注。精氣津液，皆注於海也。

三焦者氣之海，脈道者血之海，胞絡者精之海，腦者志意之海，骨者髓之海，經絡

校注

⑱**少阳属肾**：《灵枢·本输》："少阳属肾，肾上连肺，故将两脏。"又"手少阳经三焦者，足少阳太阴之所将，太阳之别也。"

者真氣之海，溪穀者津液之海，節者筋之海也。沖脈者經脈之海，主滲灌溪穀，與陽明合於宗筋也。陽明者，五臟六腑之海，為十二經之長也；主潤宗筋，皆屬於帶脈，而絡於督脈焉。宗筋者，主束骨而利關節也。陰陽總宗筋之會，以會於氣街焉。而六經波蕩，糾纏往復者，皆海氣司應，高下出入，寒熱傾移焉。

扁鵲内經卷四 [illegible]經扁鵲董稽 [illegible]

二十七 [illegible]

齊襄公問於扁鵲氣舍差移候之 [illegible] 扁鵲曰人之形者音聲之鍾呼吸脉動者音律之氣行逆順者候舍之度高下長短者經隧之氣經脈流注者真氣由行出入焉入舍者生化守流入候者化之器氣之經始經脈為紀流注有節廿二經之相 [illegible] 候者恒陰陽之司揆度脈息之器十二經 [illegible] 大會 [illegible] 十七候焉周 [illegible] 進

二十七候

扁鵲內經卷四鏡經扁鵲藿稽氏撰

二十七候

齊襄公問於扁鵲：氣舍差移，候之奈何？

扁鵲曰：人之形者，音聲之鏡。呼吸脈動者，音律之形。氣行逆順者，候舍之度。高下長短者，經隧之氣。經脈流注者，真氣由行出入焉。注入舍者，生化之宇①。流入候者，治化之器。氣之終始，經脈為紀。流注有節，十二經之相使焉。

候者，奇恒陰陽之司，揆度脈息之器也。十二經之氣，皆大會於二十七候②焉。周差進斷毅悅昆斂致，寸度之候也；閑守曾格夷釋晦戾爭，關度之候也；晬達樂密居盛勤成姜，尺度之候也。皆度其變易及於深淺，以行天周之度③也。

《神農上經》曰：謙歸周，質安黄鐘；晬判躬，閑開執。歸藏差，眾變林鐘；達少盉，守正孚。藏生進，正執太簇；樂上解，曾太隨。生動斷，太孚南吕；密加彇，格虞淩。動長毅，質隨姑洗；居判安，夷開躬。長育

校注

①生化之宇：《素问·六微旨大论》："故器者，生化之宇，器散则分之，生化息矣。"

②二十七候：《公甫文伯脉诀》载："寸关尺三度皆有九候，而行奇恒界分之气也。"如"周差进断毅悦昆敛致，寸度之候也。"参《奇恒》九野界分法。

③天周之度：荣卫行身2 236寸/周÷6寸/息=372.66息/周。平人50.4周/日，得出18 782息/日。其中，"经脉比尺2 236寸"见《揆度》篇中"经脉长短"一节；时间数据见《脉息》篇中"息动脉应"一节与校注内容。这样，平人一息与天周之度相互对应的时间为：86 400秒/日÷18 782息/日=4.6秒/息。

悦，開淩應鐘；盛眾變，釋少盉。育止昆，少躬蕤賓；勤正執，晦上解。止壹斂，太盉大呂；成加孚，戾虞覉。壹歸致，虞解夷則；姜質隨，爭判安。

謙藏閑，判覉夾鐘；周開淩，晬眾變。歸生守，眾安無射；差少躬，達正執。藏動曾，正淩仲呂；進上變，樂太盉。生長格，太躬黃鐘；斷加執，密虞解。動育夷，質盉林鐘；毅判孚，居開覉。長止釋，開解太簇；悦眾隨，盛少安。育壹晦，少覉南呂；昆正淩，勤上變。止歸戾，上安姑洗；斂太躬，成加執。壹藏爭，虞變應鐘；致質盉，姜判孚。謙生晬，判執蕤賓；閑開解，周眾隨。歸動達，眾孚大呂；守少覉，差正淩。藏長樂，上隨夷則；曾太安，進加躬。生育密，太覉夾鐘；格加淩，斷虞變。動止居，虞安無射；夷質躬，毅判執。長壹盛，開變仲呂；釋眾盉，悦少孚。育歸勤，少執黃鐘；晦正解，昆上隨。止藏成，上孚林鐘；戾太覉，斂加淩。壹生姜，虞隨太簇；爭質安，致判躬。

謙動周，判淩南呂；晬開變，閑眾盉。

歸長差，眾躬姑洗；達少執，守正解。藏育進，上盉應鐘；樂太孚，曾加彇。生止斷，加解蕤賓；密虞隨，格質安。動壴毅，虞孚大呂；居質彇，夷判淩。長歸悅，開隨夷則；盛眾安，釋少躬。育藏昆，少淩夾鐘；勤正變，晦上盉。止生斂，上躬無射；成太執，戾加解。壴動致，虞盉仲呂；姜質孚，爭判彇。

謙長閑，判解黃鐘；周開隨，晬眾安。歸育守，眾彇林鐘；差少淩，達正變。藏止曾，正安太簇；進上躬，樂太執。生壴格，加變南呂；斷虞盉，密質孚。動歸夷，質執姑洗；毅判解，居開隨。長藏釋，開孚應鐘；悅眾彇，盛少淩。育生晦，少解蕤賓；昆正隨，勤上安。止動戾，上彇大呂；斂太淩，成加變。壴長爭，加安夷則；致虞躬，姜質執。

謙育晬，叛變夾鐘；閑開盉，周眾孚。歸止達，眾執無射；守少解，差正隨。藏壴樂，正孚仲呂；曾上彇，進太淩。生歸密，加隨黃鐘；格虞安，斷質躬。動藏居，質淩林鐘；夷叛變，毅開盉。長生盛，開躬太簇；釋眾執，悅少解。育動勤，正盉南呂；晦上孚，昆太彇。止長成，上執姑洗；戾太解，斂加隨。壴育姜，加孚應鐘；爭虞彇，致質淩。謙止周，判隨蕤賓；睟開安，閑眾躬。歸壴差，眾淩大呂；達少變，守正盉。藏歸進，正躬夷則；樂上執，曾太解。生藏斷，加盉夾鐘；密虞孚，格質彇。動生毅，質解無射；居判隨，夷開安。長動悅，開彇仲呂；盛眾淩，釋少變。育長昆，少安黃鐘；勤正躬，晦上執。止育斂，太變林鐘；成加盉，戾虞孚。壴止致，加躬太簇；姜虞執，爭質解。

謙壴閑，判盉南呂；周開孚，睟眾彇。歸歸守，眾解姑洗；差少隨，達正安。藏藏曾，正彇應鐘；進上淩，樂太變。生生格，太安蕤賓；斷加躬，密虞執。動動夷，質變大呂；毅判盉，居開孚。長長釋，開執夷則；悅眾解，盛少隨。育育晦，少孚夾鐘；昆正彇，勤上淩。止止戾，太隨無射；斂加安，成虞躬。壴壴爭，虞淩仲呂；致質變，姜判盉。一舍三候，一候八舍者，音息高下出入也。候舍氣行五十營，乃知上下來去、長短昇降殊貫也。

齊襄公問於扁鵲：候舍之氣，揆度奈何？

扁鵲曰：謙歸周候黃鐘，氣行五十營[④]之

④气行五十营：《灵枢·根结》载："所谓五十营者，五脏皆受气，持其脉口，数其至也。"是指脉搏的息动节律。《灵枢·五十营》："气行五十营于身，水下百刻，日行二十八宿，漏水皆尽，脉终矣。"都是营卫每日运行周身的次数。

音者，質安、眾解、上躬、虞隨、上執、虞安、開解、虞躬、開隨、正執、開安、正解、加躬、判隨、加執、判安、少解、判躬、少隨、太執、少安、太解、質躬、眾隨、質執、眾安、上解、眾躬、上隨、虞執、上安、虞解、開躬、正隨、開執、正安、加解、正躬、加隨、判執、加安、判解、少躬、太隨、少執、太安、質解、太躬、質隨、眾執焉。

晬候判躬黃鐘始，閑候開執黃鐘始也。四經一候者，黃鐘、南呂、蕤賓、夾鐘之經，皆應周。林鐘、姑洗、大呂、無射之經，皆應差。太簇、應鐘、夷則、仲呂之經，皆應進。一經九候者，黃鐘九候，周格勤閑密昆晬斷晦。林鐘九候，差夷成守居斂達毅戾。太簇九候，進釋姜曾盛致樂悅爭。諸經同法。舍乃榮衛交會所臨之位，候乃脈息音律出入之所焉。

大明天啓六年歲次丙寅孟冬月望日貢生楊耀祖錄於石艾獅子山禪岩洞⑤

校注

⑤**狮子山禅岩洞**：《慧真医僧跋》（附录2）载："禅岩洞者，悬崖自然之洞，慧真隐身安息之所。"这也是《杨耀祖跋》（附录3）"真一道人汪健阳"的修身之所。位于今山西省平定县城西25千米蒲台山（又名狮子山、狮脑山）禅岩洞。

扁鵲內經卷四[illegible]經　扁鵲董稽[illegible]撰

奇恆

齊襄公問於扁鵲奇恆之法奈何[illegible]曰[illegible]爲口之幽診
合微之事知病淺深大小者也奇者不從揆度之常
恆者而行揆度之道奇恆揆度道存於一也黃帝謂曰[illegible]
奇恆之法從太陰始手太陰[illegible]前中後三部者上中下
分爲九野九野內應腑臟[illegible]氣於[illegible]分爲九道
上下中央有九候[illegible]經[illegible]爲之要[illegible]持診氣行之[illegible]

奇恒

扁鵲內經卷四鏡經扁鵲薑稽氏撰

奇恒

齊襄公問於扁鵲：奇恒[①]之法奈何？

扁鵲曰：探氣口之幽，診合微之事，知病淺深大小者，奇恒也。奇者，不從揆度之常；恒者，而行揆度之道。奇恒揆度，道在於一也。黄帝謂曰：行奇恒之法，從[②]太陰始。手太陰氣口，前中後三部者，上中下分為九野。九野內應腑臟，外通玄府，合氣於形，分為九道，上下中央，皆有九候，而經絡為之使焉。持診氣行之分，比類平人息動之度，乃知其氣來去高下、長短出入也。

氣口者，手魚際後三寸分野，經氣大會之宗也。以掌後魚際横理，至中指本節横理，長四寸；魚際横理，至肘中横理，長一尺二寸半為法，度取三寸，乃氣口也。人之呼吸，稟天氣陰陽，行昆侖宗氣，乃氣之

校注

①奇恒：《素问·方盛衰论》："奇恒之势，乃六十首"；《素问·玉版论要》："行奇恒之法，以太阴始。行所不胜曰逆，逆则死。行所胜曰从，从则活。"扁鹊指出："奇恒者，声脉合一、音息合人，而别异深疾，知其病处也。"

②从：底本与校本皆为"從"。《素问·玉版论要》为"以"，见上①。

一寸也，曰前，曰寸；食飲居處，稟萬物地氣，化榮衛氣血，乃化之一寸也，曰中，曰關；胞絡[③]三焦，氣布五臟六腑，脈通沖任督蹺，乃樞機之寸也，曰後，曰尺焉。寸之九野，寸前、寸中、寸後、上中下也。關尺皆然。

九野之度，界分之象[④]也。診以魚際横理至肘，度取三寸，三十分之，乃脈動之界也。寸前一分曰周，二分差，三分進，四分斷，五分寸之關，寸後一分毅，二分悅，三分昆，四分斂，五分致；關前一分閑，二分守，三分曾，四分格，五分關之關，關後一分夷，二分釋，三分晦，四分戾，五分爭；尺前一分睟，二分達，三分樂，四分密，五分尺之關，尺後一分居，二分盛，三分勤，四分成，五分姜者根界。二十七候，臟腑真氣變化於經隧之道也。三關通度，以息往來者，平人也。

齊襄公問於扁鵲：奇恒之勢[⑤]，何以

③**胞络：**《素问·奇病论》："胞络者，系于肾，少阴之脉贯肾系舌本，故不能言。"《公甫文伯脉诀》："胞络主荣卫，手厥阴少阳主治，开腠理，致津液通气也。"

④**九野之度，界分之象：**寸关尺皆有九野，如"前如前""中央如前""后如前"中，皆有前中后、上中下之分野。合称气口九野，为气口之征象。界分是对气口分野的位置标志方法，并以二十七候名称与寸关尺三关界限一起，构成了气口界分与二十七候的测量坐标系统。气口九野是寸口与脉口的总称。三部九候是寸口之脉或脉口之脉的具体测量特征。

⑤**奇恒之势：**这是检测呼吸与脉动节律彼此融洽的标志方法。包括寸口与脉口位置的差移之势，前后内外上下之势，及"声脉合一、音息合人"过程中的脉动节律——波涌陇起特征。特别是气口界分中的二十七候之势，以及三部九候中的二十七候之势，成为鉴别和分析奇恒之度的主要识别工具。这也是六十首与脉法相互融洽的基本法则。

别之?

扁鵲曰：明其寸口、脈口之異也。寸口之脈，手魚際後一寸九分，乃人身天真委和之氣，大會於顯而易見之方寸也。及魚際後一寸乃無脈動，其一寸一分至三寸有脈以動者，曰脈口之脈。氣口三寸者，手太陰原穴前後也。一寸九分之度，皆以脈動末界為准焉。末界者，寸口之脈，魚際橫理也；脈口之脈，關前一分焉。

前如前者，動搖九分，其中候者周也，上候者睟也，下候者閑也。前如中者，動搖三分，中候差，上候達，下候守。前如後者，動搖六分，中候進，上候樂，下候曾。中央如前者，動搖三分，中候斷，上候密，下候格。中央如中者，動搖九分，中候毅，上候居，下候夷。中央如後者，動搖六分，中候悅，上候盛，下候釋。後如前者，動搖六分，中候昆，上候勤，下候晦。後如中者，動搖三分，中候斂，上候成，下候戾。後如後者，動搖九分，中候致，上候姜，下候爭。上候者寸之度，中候者關之度，下候者尺之度。二十七候，乃脈動息律之氣象焉。動搖之分者，來去高下之野也，非出入長短之寸也。氣出為動，入為息，三部往來通度也。以所臨動氣，知其音律之分度也。以所臨定舍，命其盛衰之同異矣。

奇恒者，聲脈合一、音息合人，而別異深疾，知其病處也。太陰太陽之脈，波湧九分而隴起；陽明厥陰之脈，波湧三分而隴起；少陰少陽之脈，波湧六分而隴起。皆脈息動搖之氣也。波湧者，動搖之高下也。隴起者，動搖之大小也。小者，銳而短也。大者，寬而長也。寬者開，開者通，通者利也。故脈後大前銳、至關中而實者，癖食；小過中一分格者，七日癖；二分曾者，十日癖；三分守者，十五日癖；四分閑者，二十日癖；四分中伏，不過者，半歲癖；敦敦不至胃陰一分夷者，飲餔餌癖。

齊襄公問於扁鵲：奇恒之度[⑥]，可得聞乎？

扁鵲曰：循捫按氣口，皮膚和柔，一呼脈行始動於姜，隴起至夷，動搖一寸五分；再動而夷亦動，入魚際橫理，氣行三寸；一吸脈動亦起於姜，再動而入，同呼之行，合一息氣行六十分，命曰脈道黃鐘。呼吸定息脈五動，氣行六十分，若引繩大小齊等，上下相應，俱往俱來者，命曰平人。律者，脈息大會於氣口之度也。會者，動而至也。黃帝謂曰：經之動脈至者，如波湧而隴起，時來時去，行於脈中循循然。其動者，至之勢也。經氣盛衰，左右傾移，上下之位，有餘不足，皆榮衛虛實之所生也，非邪氣從外入於經也。

音律候舍者，脈息之鏡焉。診其呼吸之間，閏以太息脈動之位，乃知脈息之音[⑦]也。寸口之脈，太息脈動戻者徵，夷釋間者角，曾格間者商，致者宮，毅者羽。左致右戻者變，左曾格間右毅者執。左右氣口同診，皆一呼脈動起於成，再動至釋亦隴起，入於進，

⑥**奇恒之度：**包括平人脉律之度是“一息气行六寸（60分）”为标准；呼吸与气口脉动的实际起至位置和间距长度，成为因人而异的脉律特征；主要以太息脉动与寸关尺气口的界分位置，确定脉音与六十首、二十七候和音息之度的节律特征；根据“寸口之脉”“脉口之脉”的气口位置变化，确定呼吸起至位置与“太息脉动”在寸口、脉口中的实际搏动距离，就是奇恒之度与六十首标志。

⑦**脉息之音：**平人是以气口界分三寸（30分）、气口根界与末界的位置变化、二十七候坐标等作为鉴别分析呼吸、脉动、脉音的方法标准。无论寸口之脉，或是脉口之脉，皆以30分×（$\sqrt[3]{3}\div\sqrt[2]{3}$）^{n}=M，n=1，2，3，…6，M为气口界分、太息脉动、五种基本脉音所在的准确对应位置。其中，（$\sqrt[3]{3}\div\sqrt[2]{3}$）^{n}的基本原理，于《通天》明确指出：“易用之数者，六节之象也，三开三方除三开二方，乃知节会之所也。”如寸口30分×（$\sqrt[3]{3}\div\sqrt[2]{3}$）^{5}=12分，即以气口尺后“五分姜者根界”，作为起始第一分，向“鱼际横理”数至第十二分，就是“戾”候位置，平人为徵音；又寸口30分×（$\sqrt[3]{3}\div\sqrt[2]{3}$）$^1\approx$25分，继续向“鱼际横理”数至二十五分，即“寸后一分毅”位置，平人为羽音。若脉口之脉，则由姜候起，向尺肘延长一寸为脉口之根界。则对于“脉口”来说，太息脉动的第十二分，位于“成”候位置，平人仍为徵音等。左右合度，就成为化音之度，此不赘述。

氣行二寸七分；一吸脈動起於勤，亦入於進，氣行二寸六分；合一息氣行五寸三分，律從蕤賓，右足太陽之律也。脈口之脈，太息脈動成者徵，居盛間者角，樂密間者商，爭者宮，夷者羽。左爭右成者變，左樂密右夷者執。皆平人脈音之法矣。

齊襄公問於扁鵲：奇恒之變，揆度奈何？

扁鵲曰：邪之入於脈者，亦時隴起，因加相勝，因減相失。真氣加者至勝，真氣減者至衰。氣相勝者和，不相勝者病，重感於邪則甚。氣行所勝曰從，氣行所不勝曰逆。從者真氣加，逆者真氣減。至者，動之形也。至得其位而起，至所不勝而甚，至其失所而持，至其所勝而微，至其所失而愈也。失所者真氣衰，所失者邪氣去，甚者邪氣加，微者邪氣減，微者小差，甚者大差。《神農大要》曰：甚紀五分，微紀七分，多少而差其分也。真邪以合，波隴不起者，審捫循三部九候，地以候地，天以候天，人以候人，調之中府，以定三部盈虛，微者當其氣，甚者兼其下。

察其左右上下、相失相減者，審其病臟以期之。

氣口之分，皆與人身相應焉。一呼脈動起於曾，再動至悅亦隴起，入於周，氣行一寸三分，一吸脈動起於曾，亦入周，其動皆不至關之關，而後大前銳者，陽明厥逆，喘咳身熱，驚衄嘔血；前大後銳，上魚際者，足太陽厥逆，僵僕嘔血善衄。一呼脈動起於勤，再動至達亦隴起，入於釋，氣行一寸二分，一吸脈動起於姜，再動至樂亦隴起，入於夷，氣行一寸五分，其動皆不至關之關者，足太陰厥逆，胻急攣，心痛引腹。

[illegible]錄[illegible]扁鵲[illegible]民揆[illegible]

揆度

齊襄公問於扁鵲揆度淺深何氣使然扁鵲曰歸藏生動

長育止藏謙善揆於氣也[illegible]執後奇變隨當位

於前也候者以睹其應合者以定[illegible]音律候合揆度之

道焉音之高下合[illegible]深也律之長[illegible]複也勝者

當其位相司合[illegible]音複者應其[illegible]者[illegible]位者

氣交之合應其位[illegible]氣行於會也位者變[illegible]行之所焉

揆度

扁鵲内經卷四鏡經扁鵲薑稽氏撰

揆度

齊襄公問於扁鵲：揆度[①]淺深，何氣使然？

扁鵲曰：歸藏生動長育止壴謙，差移於氣也。安孚躬彁執淩解變隨盉，當位於音也。候者以睹其應，舍者以定其位。音律候舍，揆度之道焉。音之高下，舍之淺深也。律之長短，舍之勝複也。勝者當其位，相司舍之音；複者應其位，相司舍之律。當其位者氣交之舍，應其位者氣行於會也。位者，交變由行之所焉。

孫絡之氣流入經者，由行之氣；經隧之氣灌注交會者，當位之氣。其出入昇降之機，皆經絡三百六十五節之會也。節者氣交之所，舍者氣交之度矣。氣交者，由行當位之氣，與經脈動氣交會於分焉。分者，真氣生會出入之所也。當位之分，音律

校注

①**揆度**：《素问·病能论》："所谓揆者，方切求之也，言切求其脉理也。度者，得其病处，以四时度之也。"《公甫文伯脉诀》："揆者，知声息音舍气化之律，而诊奇病合微之事焉。度者，诊脉息音律之候舍，明气化由行之分野焉。"

合度，差移之所舍也。應位之分，專勝兼並，比受之處名也。當位者變之原，應位者病之化。診其三關通度，當位氣口之候；揆其氣化之度，恒其差移出入。聞聲切脈，乃知三氣交會之度[2]，及於舍之所處，病之所病也。

齊襄公問於扁鵲：五臟穿鑿[3]，揆度奈何？

扁鵲曰：揆度者，皆稟音舍司應、終始之紀焉。心與膽通，肺膀胱，脾三焦，腎與胃，肝大腸，胞絡小腸；心與胃，肺小腸，脾與膽，腎三焦，肝膀胱，胞絡大腸；心三焦，肺與膽，脾小腸，腎大腸，肝與胃，胞絡膀胱；心膀胱，肺三焦，脾大腸，腎與膽，肝小腸，胞絡胃；心大腸，肺與胃，脾膀胱，腎小腸，肝三焦，胞絡膽；皆五臟穿鑿之度，氣交守司，節會相通也。穿鑿之氣[4]，二開三方除二開五方；穿鑿之象[5]，三開五方除三開三

②三气交会之度：三气是指《八舍》"禀受之气，化之始也。由行之气，动之所也。差移之气，行之度也。"三气所代表的是《八舍》中的"定舍禀气之音""定舍动气之音""当位差移之音"。交会之度，是指"三音化律，参差迭移、变化倚伏、纠缠往复而相司"所形成的"交节气化之度"。这也是"揆度浅深"所要解决的课题——周身气舍所居之处，及居处相察所反应出的"三百六十五节气味"特点，与其相互之间所表达出的各自特征等。如八舍九气，是针对周身气化所进行的测量标志；二十七候，则是针对气化规律及其变易反应所采取的检测路径和分析方法等。

③五脏穿凿：是指脏器组织与生理病理相互作用反应的检测分析系统。包括"心与胆通，肺膀胱，脾三焦……胞络胆"等三十组相通之间的脏腑质能元素组合，以及精准识别三十组相通之间的纠缠运动特征。

④穿凿之气：为五脏穿凿检测法之一，$\sqrt[3]{2}/\sqrt[5]{2}=\sqrt[7.5]{2}$是测量中的动力基数。

⑤穿凿之象：为五脏穿凿检测法之一，$\sqrt[3]{3}/\sqrt[5]{3}=\sqrt[7.5]{3}$是测量中的表征基数。

方也。

三陽之經相離，三陰之經相離，陰陽氣異者相離；陽明少陽相離，少陰太陰相離，太陽厥陰相離。六經司應而常，離合以變也。司應者，皆相守於相離而相召也。合者，陰陽氣和而相司，非陰陽交並之合也。離合之氣象[⑥]，皆十一分之，乃生生之法也。十开四方，乃生生之数也。沖任督蹺維帶，居中為根，陽藏於陰，陰動於陽，守司五十營之音焉。《神農大要》曰：脈之大要，天下至數，五色脈變，揆度奇恒，道在於一也。明經絡流注逆順盛衰，知臟腑溪穀氣行之度矣。

診持氣行之度，足陽明深六分，留十呼；足太陽深五分，留七呼；足少陽深四分，留五呼；足太陰深三分，留四呼；足少陰深二分，留三呼；足厥陰深一分，留二呼。手之陰陽，受氣之道近，其氣來疾，深無過三分，留無過五呼也。皆骨度准之，命曰法天之常矣。

⑥离合之气象：通过经络与精、气、津、血、营、卫的质能离合及气象司应程度的检测分析过程，共同识别脏腑之间的穿凿气象之度。

齊襄公問於扁鵲：脈律分度[7]，揆之奈何？

扁鵲曰：象氣合一，乃立其首。首舍氣行，皆稟音舍差移之律焉。平人脈律分度者，音之分度乘舍之分度也。脈道黃鐘六十分，乘平人脈律分度，乃脈律之常也。知常以明，通變而聖矣。

大呂象之度，五十七分半，五十六分，五十四分六，五十三分二，五十一分八，五十分半，四十九分二，四十七分九，四十六分七，四十五分半，四十四分三，四十三分一，四十二分，四十分九，三十九分九，三十八分八，三十七分八，三十六分九，三十五分九，三十五分，三十四分一，三十三分二，三十二分三，三十一分半，三十分七，二十九分九，二十九分一，二十八分四，二十七分六，二十六分九。諸律同法，氣之度亦然。任之其能，明其事者，內照之鏡也。得其位者常，失其位者變。脈律通變於六十首，乃知音舍節會之度也。

校注

⑦脉律分度：是以《十音》篇“音之分度”乘以《八舍》篇“舍之分度”，也是“平人脈律分度”的衡量标准。而且并不是十二律密率之度。并且以“大吕象之度”的不同变化和特征为例，介绍了脏腑穿凿之度所呈现出的万千变化和各自气象特点。

齊襄公問於扁鵲：經脈長短，何氣使然？

扁鵲曰：人有長短，以骨度之分，比之為尺。手足二十四經，及沖任督蹺維帶，皆有經隧比尺焉。手之六陽，從手至頭，六經骨度五尺，合三丈，平人一息氣行六寸，三丈氣行五十息有奇。手之六陰，從手至胸中，骨度三尺五寸，合二丈一尺，平人氣行三十五息有奇。足之六陽，從足至頭，骨度八尺，合四丈八尺，平人氣行八十息有奇。足之六陰，從足至胸中，骨度六尺五寸，合三丈九尺，平人氣行六十五息有奇。陽維二脈，從足至頭，二經骨度八尺，合一丈六尺，平人氣行二十六息有奇。陰維二脈，從踝上二寸至喉，二經骨度六尺，合一丈二尺，平人氣行二十息有奇。陰陽四蹺，從足至目，四經骨度七尺五寸，合三丈，平人氣行五十息。左右沖脈，從足至頏顙，二經七尺二寸，合一丈四尺四寸，平人氣行二十四息有奇。任脈督脈，從橫骨至頭，比尺四尺五寸，合九尺，平人氣行十五息。帶脈比尺與腰圍同，骨度四尺二寸，平人氣行七息。任督為經，維帶為緯，沖蹺為樞。沖任督蹺維帶，神機之根。人經脈上下、左右、前後三十七脈，皆周身經隧也。凡都合二十二丈三尺六寸。故平人晝夜一萬八千七百八十息有奇焉。

齊襄公問於扁鵲：諸經脈道，可得聞乎？

扁鵲曰：脈道之氣，昇降出入，以息往來焉。呼而脈動者出，吸而脈動者入。呼吸定息，再出再入，閏以太息，脈五動，氣行六十分者，平人也。再出一入，少陰之人，脈律大呂夷則。少陰之脈，動搖六分，呼吸長息脈四動，氣行六寸者常。長息者，息靜而長，徐而和藏，真元穀氣充矣。一呼脈再動，一吸脈一動，定息四動而不躍者，足少陰之息；搖而躍者，手少陰之息。律者，別其動搖分度也。足少陰者，沖脈滲灌之大絡也。脈直前左右彈，病在血脈及衃血。脈直前而中散絕，病消渴、浸淫痛。脈直後斜入內者，女子漏下赤白，男子溺血，陰痿不起，引少腹痛。

三出一入，太陰之人，脈律黄鐘南吕。太陰之脈，動摇九分，乘於筋上，呼吸定息脈五動，氣行六寸者常。天地精氣，大數常出三入一焉。一呼脈三動，一吸脈一動，定息動於九分不躍者，足太陰之息；摇躍高下九分者，手太陰之息。手太陰獨受陰之清，足太陰獨受陰之濁。脈重而中散者，寒食成瘕。脈重前不至寸徘徊絶者，病在肌肉，遁屍。脈右轉出，不至寸者，内有肉癥。

四出一入，厥陰之人，脈律應鐘無射。厥陰之脈，動摇三分，行分肉之所，吸長呼屢脈六動，氣行六寸者常。定息動摇於三分之所者，春日浮，如魚之遊在波焉。榮盛衛强，摇而躍者，足厥陰之息；精氣盛上，動而不躍，手厥陰之息。手厥陰胞絡之脈[8]，起於胞中，連睪系，屬於脊，貫肝肺，絡心系，屬心，散於心包，布膻中；其支者，出脊前，系於腎，貫腸胃，曆[9]絡三焦，熏肝，散於肓，結於臍；其直者，出屬心系，循胸出腋下三寸，上抵腋下，循臑内，行太陰、少陰間，入肘中，下臂行兩

⑧手厥阴胞络之脉：与中医经络学“手厥阴心包络之脉”悬殊明显，考证如下：手厥阴脉“起于胞中”与《灵枢·经脉》：“肺手太阴之脉起于中焦”，皆因脐带是胚胎发育的枢纽。“连睾系，属于脊，贯肝肺，络心系”与《灵枢·四时气》文句相同。“起于胞中，连睾系”说明手厥阴经源于生殖系。在胚胎期间，从母体外可最先听到胎儿的心跳声，所以《揆度》：“属心，散络心包，布膻中。”心跳虽是心脏功能的特征，但必须以脉管-经络系统的完整体系为基础，包括《灵枢·经脉》同样以“是主脉”作为“心主手厥阴”经的生理特征。所谓“心主”是指胚胎时期建立起始心搏的源动力，也是构建和保障心脏活动的脉络枢纽。因为胚胎时期的一切能量气体交换，包括胎儿呼吸交换功能，都是由脐带作为生命通道完成的。所以《揆度》“出脊前，系于肾，贯肠胃，历络三焦”的同时，又“熏肝，散于肓，结于脐”与《灵枢·四时气》文句同。这既是构建“胎儿血液循环”的枢纽中心，又成为手厥阴经脉的脐部分支，如《素问·奇病论》载：“胞络者，系于肾。”则《揆度》：“其直者，出属心系，循胸出腋下三寸，上抵腋下……”成为新生儿手厥阴经脉循行路径的完整系统。而在《灵枢·经脉》中，以“起于胸中，出属心包络，下膈……”作为“心主手厥阴心包络之脉”的路径。但起于胸中的哪个部位？且胸中已在心包之外，如何再“出属心包络”等，皆不如扁鹊经文逻辑清晰。犹如《脉息》篇“校注⑭”一样，《灵枢》删改、散简普遍。

筋間，入掌中，循中指出其端；其支者，別掌中，循小指次指出其端。胞絡者嗣育之本，原氣宗始也。《神農下經》曰：男子之胞以藏精，睾囊也；女子之胞以藏血，子宮[10]也。胞者人命之門也。胞之系者絡也。手厥陰胞絡者，長養五臟六腑精氣也。脈横右關入寸中，膈中不通，喉中咽難。脈横左關出寸上，膈上積，脅下有熱，時寒熱淋露。

再入一出，少陽之人，脈律太簇林鐘。少陽之脈，動搖六分，徐息而閏脈四動，氣行六寸者常。一吸脈再動，一呼脈一動，閏以長息，一動氣行一寸半也。動而大前細後，□□□□[11]上者，足少陽之息；搖而躍下長者，手少陽之息。徐息而長，形氣既濟於三焦也。三焦下輸，足少陽太陰之所將，太陽之別也，上踝五寸，別入貫腓腸，出於委陽，並太陽之正，入絡膀胱，散於募原也。脈從寸斜入上者，心膈有熱，口渴舌燥。脈出魚際者，逆氣喘息。

三入一出，陽明之人，脈律姑洗仲吕。

⑨曆：底本原字但唯一，应是抄录之误，校本为“歷”，据文意，应为“歷”。

⑩子宫：《名医别录·紫石英》转引《神农本草经》：“女子风寒在子宫，绝孕，十年无子。”

⑪□□□□：辑校者：似应为“如科斗跃”。此处不仅底本空洞缺失，且校本书写时涂改模糊难以识别。具体以王叔和《脉经·扁鹊阴阳脉法》：“阳明之脉……大前小后，状如科斗，其至跳。”与《揆度》文中“动而大前细后，□□□□上者……摇而跃下长者”相对应，从中取王氏《脉经》“如科斗”，以及《揆度》描述脉动出入、上下势态之文字“跃”，四字合并而成，由此体现科斗（蝌蚪）运动时其形态具备“大前细后”和“跃上”“跃下”特征。但《揆度》对应“足少阳之脉”，王叔和《脉经》描述“阳明之脉”，仍须实验检测方能确定，则“如科斗跃”准确与否，敬请同仁指教。

陽明之脈，動搖三分，呼吸定息脈五動，氣行六寸者常。一吸脈三動，一呼脈一動，定息動搖湧躍者，足陽明之息；搖而滑躍者，手陽明之息。夏日在膚，泛泛乎萬物有餘也。脈直後斜入關之外者寒熱。脈纍纍貫珠不前至寸，風寒在大腸，伏留不去。

四入一出，太陽之人，脈律夾鐘蕤賓。太陽之脈，動搖九分，行於筋上，呼長吸屢脈六動，脈行六寸，嬰童、性急者常。一吸脈四動，一呼脈一動，定息動搖九分不躍者，手太陽之息；湧躍九分之所者，足太陽之息。手太陽獨受陽之濁，足太陽獨受陽之清。清陽盛長，脈来過寸入魚際者遺尿。脈重直前絕，病血在腸間。脈纍纍中止不至寸而奭，結熱在小腸膜中。

人一吸脈三動，一呼脈二動；一呼脈三動，一吸脈二動；速息而閏，脈六動。人一呼脈一動，一吸脈五動；一呼脈五動，一吸脈一動；一呼脈二動，一吸脈四動；一呼脈四動，一吸脈二動；一呼脈三動，一吸脈三動；皆一息六動，呼吸脈動皆速。嬰童者盛長，性急者氣行速而常，反者皆病。速息脈動者，因其旺時而動，各隨其音色而旺。非其時而音色脈勝者，皆當病也。

主要参考书目

1. 黄帝内经素问［M］. 北京：人民卫生出版社，1956.

2. 灵枢经［M］. 北京：人民卫生出版社，1956.

3. 陈鼓应. 老子注译及评价［M］. 北京：中华书局，1984.

4. 鹖冠子［M］. 上海：上海古籍出版社，1990.

5. 周礼考工记［M］. 北京：中国社会科学出版社，2000.

6. 徐衡. 脉经［M］. 刻本. 上海：邗江菜根堂，1675（清康熙十四年）.

7. 公甫文伯. 脉诀［M］. 抄本. 太原：杨耀祖，1626（明天启六年）.

8. 徐文伯. 脉经诀［M］. 刻本. 上海：邗江菜根堂，1675（清康熙十四年）.

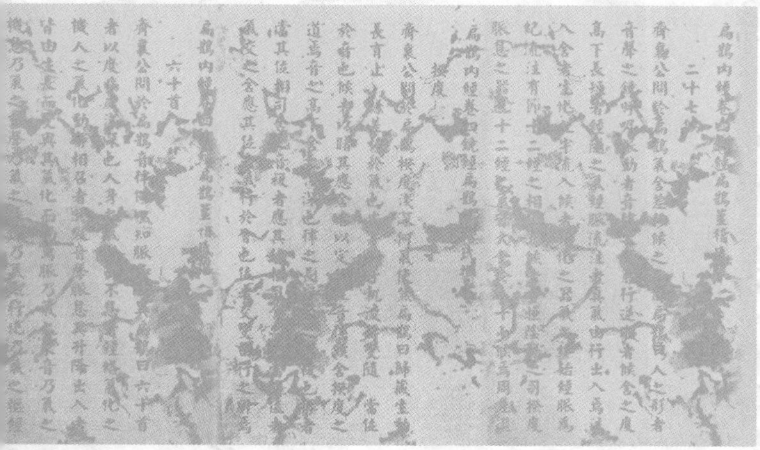

附录

附录1　秦承祖脉经徐文伯序　/172

附录2　秦承祖脉经慧真医僧跋　/173

附录3　秦承祖脉经杨耀祖跋　/174

附录4　秦承祖脉经徐元文序　/175

附录5　《扁鹊镜经》初探　/177

附录6　七十二舍与左右经络互作用纠缠关系表　/212

附录 1

秦承祖脉经徐文伯序

《周官·考工记》曰：智者创物，巧者述焉，守之世，谓之工。

《秦承祖脉经》，以载《扁鹊镜经》而神隐，扁鹊以得脉息音律而颀伟。按其脉，知其律，闻其息，知其音，法式检押音律以知其病，扁鹊之能事也。然医者有几通音律者乎，以阅人无数而知千人万声，亦声随辰变之然也。

扁鹊颀伟者，贵在识脉之音律焉。夫脏腑之气流注有时，气血多寡。因时潮汐，声随气之升降而扬落，息随脉之灌注而有别。诚脉息音律之生息相依也，明而化之乃为圣矣。

《扁鹊镜经》者，乃《扁鹊内经》卷四《镜经》八篇也，其闻音声而知脉息形病焉。《扁鹊内经》，乃齐襄公与师扁鹊问学之辞也。历二百年传公甫文伯，又历三百年传淳于意，而盛于汉室也。汉太尉徐防祖父宣，珍录而葆之。防曾孙饶，饶曾孙奘，奘之玄孙熙，皆精习而承之。熙乃魏晋濮阳太守，徐文伯曾祖也。

宋元嘉十九年，太医令徐文伯七十有八，授《黄帝脉经》《扁鹊镜经》《公甫文伯脉诀》诸经，予新太医令秦承祖。元嘉二十年，秦承祖辑《黄帝脉经》《扁鹊镜经》《公甫文伯脉诀》为《脉经》，合《明堂》《针经》《本草》《辅行诀》为医之五经，奏置医学署，以广教授焉。

宋元嘉二十年腊月望日吉旦给事黄门侍郎徐文伯题

附录 2

秦承祖脉经慧真医僧跋

南朝为医者，皆奉《秦承祖脉经》为旨焉。梁之中书殷不害，殷开山祖父也，暇时抄录《秦承祖脉经》诸医书，子孙皆习之。

石艾县令殷开山，太建二年生，南朝陈人也，文修武略皆卓著。且与慧真医僧，交之甚深矣。隋开皇七年，慧真随殷至石艾，于狮子山觅得修心之地禅岩洞。

大业十三年，殷开山随唐高祖征战，慧真乃携医佛诸经至狮子山筑寺院。禅岩洞者，悬崖自然之洞，慧真隐身安息之所，而奉寺之禁地也。尊《秦承祖脉经》《外经微言》《辅行诀》，为镇寺三宝，蜡封秘藏之，待千年医缘慧识也。此功必大显于天下后世矣。

大唐咸亨四年冬月晦日石艾蒲台医僧慧真题

附录 3

秦承祖脉经杨耀祖跋

石艾狮子山禅岩洞者，慧真医僧隐身安息之所也，已历千年而不衰。所携《秦承祖脉经》诸医书，尊为镇寺三宝，秘藏千年而神之，诚医僧之大慧也。

真一道人汪健阳者，于万历十五年，闭关石艾狮子山禅岩洞三十年许，无意觅得慧真三宝而潜隐禅岩矣。万历四十七年，贡生杨耀祖丕显年十五也，碣于此山之阴，遂受业于汪师导引吐纳术焉。丕显家联，年少乃知医者，家老已授神方于心间矣。

天启五年，汪师携丕显入禅岩洞，授《秦承祖脉经》诸书有年。故夜深每录之，以慰先圣之医，而历久成册。丕显盖终身志之矣。又以孙吴伟略领解山右，戊辰兵部进士，授新安卫韬钤。

岁己卯，授仪真卫守，征军输钱谷焉。暇时彰医术，于金陵广阳慈庵卫舍。行诸脉声律之象数，合脏腑经络之曲折，垂仁慈而开寿域也。暇问疾求诊者，累累填塞卫舍。值绶金陵医王皇匾之日，跋以记之。

大清顺治十一年岁次甲午桂月朔日

赐武进士出身仪真卫守杨耀祖题于金陵广阳慈庵卫舍

附录 4

秦承祖脉经徐元文序

观仪真卫守杨耀祖赠礼《秦承祖脉经》精抄本，乃忆家父家母疾恙之体，得益杨父诊而愈也。且忆顺治十一年，绶杨父金陵医王之誉。遂读《秦承祖脉经》数月，乃《黄帝脉经》《扁鹊镜经》《公甫文伯脉诀》三书合集也。皆披陈条理以明机，详其精义而言约。

其诀者，乃心索指别之功，奇恒揆度之法也；声息音律之气，六十首位之化也；十二律之度，归藏十音所以准也；二十七候之分，脉动之息所以立也。

医者，操司命之权，其责任固非轻易矣。然要不外乎望闻问切也。盖望以察其色，闻以听其声，问以询其因，切以按其脉，明而知之谓之化也。诚其病在脏腑，疾不能以告人，而脉告之，脉不能以接人，而指接之。夫脉非图可状，非言可传，惟在以智化之，果于此道三折肱焉。是以得之于心，应之于手，行之于用，庶不致草菅人命矣。

噫，脉之难，难于不得法焉。脉之易，易在人之功也。故静思凝神以察经络溪谷之气，和心柔虑以决探隐索颐之妙。是故扁鹊之能者，医皆可为也。而叹医辈之心浮，与其智思亦非凝也；三指相去毫厘之近，主病却犹千里之远，诚医道之憾事矣。

善为医者，法式检押之智也，静思指别之功也；要在惜病如己之心，视病若亲之为也。故举子知医，乃忠仁孝义之备矣。

大清顺治十六年岁次己亥秋戌月廿九日吉旦

赐进士及第蟒服翰林院修通家侍生徐元文题于苏州昆山集义居

注：

1. 附录1—附录4，皆为1978年至1980年抄录《秦承祖脉经》原书（当时尚未虫蛀严重）的笔记全文。

2.《秦承祖脉经》虫蛀过程：于1993年8月临沂洪水期间受潮，将书晾晒之后，未予密封即置于书柜之中。至2013年香港展览时发现虫蛀损毁严重。自2014年加护密封后一直隐藏，未再造成进一步虫蛀损毁。

附录 5

《扁鹊镜经》初探

1 六十首与质能运动 /179

1.1 音律是构成六十首的基本元素 /179

1.2 音声息律脉气的识别标志——六十首节律 /181

2 经络纠缠与立体阴阳观 /184

2.1 立体阴阳坐标 /185

2.2 纠缠运动 /186

2.3 经络纠缠的基本原理 /187

3 归藏解密 /189

4 臓象穿凿 /199

4.1 臓象穿凿的原始本质——十一分法 /201

4.2 臓象穿凿的基本动力——时间作用 /203

4.3 臓象穿凿的识别标志——五十营之音 /205

4.4 臓象穿凿的检测标准——奇恒方法 /206

4.5 臓象穿凿的分析方法——四维整体观 /209

医学，是生命科学领域中的应用技术学科。医生是医学技术的一般代言人。在面对人类进化所发生的万千疾病时，世界各民族都有杰出的医学代表。扁鹊是春秋早期科技创新大时代的卓越代表，也是五千年中华医学历程中的杰出代表。但最为珍贵的是，扁鹊融会贯通、融合发展而创新形成的扁鹊医学技术特征。

虽然《扁鹊镜经》仅存一卷八篇，但却完整记载了《黄帝内经》失传已久的六十首、八舍、归藏、奇恒、气化十音等医学分析技术和识别方法。其中，所载《六十首》详细内容，是分析、诊断及鉴别生理病理、疾病特征、病情变化的重要方法，也是精确反映奇恒与归藏技术的主要步骤。

《黄帝内经素问·方盛衰论》记载："奇恒之势乃六十首。"说明六十首与奇恒之间有密切关系。但六十首具体内容是什么？《黄帝内经》并没有答案。此后《难经·十六难》又将六十首与另外四种脉法并提："脉有三部九候，有阴阳，有轻重，有六十首，一脉变为四时，离圣久远，各自是其法，何以别之。"仍与《素问》一样，仅存名而无解。

再后《伤寒杂病论》及后世通行医籍，均未查询到奇恒、六十首、归藏等的具体记录。一般认为，这些《内经》方法已经失传。而《扁鹊镜经》的发现，充分弥补了中医学失传的众多技术方法和完整文献资料。特别是保存了《神农上经》对归藏技术所做出的卓越贡献而弥足珍贵。今择其要，结合现代科技语言简述如下，以便学习、阅读者举一反三，并为深入研究《扁鹊镜经》承载的丰富医学技术和生物科学方法，提供可行性路径。

1　六十首与质能运动

在《扁鹊镜经》中，精气津血营卫（《通天》）是人体质能运动的基本元素。经络是信息共运、质能共振、作用共轭的纠缠效应轨迹。运用音声息律脉气的测量标准和识别标志，对精气津血营卫及脏腑经络间的气化作用给予分类标识，形成“专胜兼并通和”（《八舍》）等经络纠缠盈虚状态，成为精准反映人体内外质能信息的分析医学技术通道。对于人体来说，精气津血营卫六者之间的生理需求量和互作用量，以及质能运动元素与气化作用间的迭移递迁节律，都是以音声息律脉气作为检测识别的分析标准。

1.1　音律是构成六十首的基本元素

早在2 700年前，齐襄公明确提出“闻其音声，知病生死”（《脉息》）高难课题后，扁鹊通过声音节律（现代称为“声波”）的精细分类和测量识别，充分建立和完整实现了这样一种无创生理学检测和分析医学技术系统。人体活动与其体内物质元素的运动方式，是形成声波的过程。并且动者是物，物是动者，物质元素之间相互作用，构成了人体声波的一般形式，古代扁鹊称之为“禀音”等。如睡眠中的生理活动，包括呼吸声、心跳声、血流声、蠕动声等所发出的生物场反应，都属于禀音范畴。

人体所有声音，都可以概括成为声波运动的节律反应和传递过程。只是传递声波的方式，不仅会有迭移递迁的共振运动发生，同时会有因人而异的体质禀赋及千变万化的禀音差异过程。如《扁鹊镜经·十音》记载：“人之音声异者，禀受有别焉。音者气之息也，声者音之和也。禀音乃声息之本也，皆禀气于会厌为音也。”千人万声虽然不同，但为了鉴别人类不同个体之间的禀音差异，于是制定了检测禀音方法的统一标准："取之天突，其厌乃发"，作为判断禀音和鉴声方法的基本标志。同时运用八种本音，作为区分"禀受有别"的具体测量方法和检测标准。并且《十音》明确记载："禀音之半乃准也。准开七方，甬之度……准甬宫商角徵羽穌，皆禀气之度而异也。"

"准甬宫商角徵羽穌"八音，是物体自然震动的声波表现，亦是人体生理活动的节律反应之一。所以把这八种汉字音符所代表的"音之度"，称为"本音"。这也是校准音阶和音声息律的最基本标准，以及区别"禀气之度"的最基本方法。如生物体内的节律运动十分丰富，尤其是人类心跳运动、呼吸运动、血流运动节律等。这些节律运动，都是人体声音差异不同的表现形式。其中，甬音为音阶之始，如蕊即将绽放之华，如蕾开始甬出而现，二者此时所呈现出的音声，都是与空气之间发生的相位振动形成的。

禀音是每一个事物最基本的质能自然运动所产生的信息波效应。相对于人体来说，甬音，如同熟睡中的婴儿甜美，以及睡眠中的人的气息；这也是一个人最容易测量到的禀质音律——录制甬音，健康必备。又如穌音，如山泉瀑布，激流涌进；如群情亢奋，汹涌澎湃；也是一个人的高亢嘹亮声音，贵在铿锵漾溢，进退自如，高卑低昂，抑扬顿挫。否则会出现怒极生悲、喜极生悲的惨剧。这样，宫商角徵羽五音，及同音同气合度、异音异气合度之间，相互构成了二千一百种化音。如《十音》记载："宫商角徵羽，皆十气而并，两音二十气，化二百一十音；五音二百气，化二千一百音也。"每一化音，都是生理病理信息发生及发展变化的作用升华。但《十音》又载："气化同者，并而合气，音声合度也。"同样也是气化十音的声息合化机制。

生物体所处生活环境，与所处群体之间的社会关系，既可对该生物体产生顺势发展，也会对生物体形成逆向损害。所以《十音》强调：“气化十音者，知经络真气之所司，而知脏腑荣卫津液之病焉。”十二律是标度“一音十气”的气化标志。这在《揆度》有明确记载：“脉律通变于六十首，乃知音舍节会之度也。”针对十二律的测量分析方法，《六十首》明确指出：“十二律之气，二开三方除二开四方；十二律之象，三开四方除三开三方”，以及“合音律，而度六十首之象焉”(《六十首》)，皆已成为六十首的特征标志。音和律是构成六十首的两大基本元素。“气化十音相合十二律”(《六十首》)，是六十首的表达形式与组合标志。

音律之所以不同，是由于“变化者以生，气和者而成。”声息之所以升降，是由于“变乃生之源，化乃长之源。气之变化，成败倚伏生乎动，动而不已则变作矣。”脉气之所以出入，是由于“以其动也，法之于人，和之者若响，随之者若影。”气化之所以变易，是因为“由其变也，气动无常，散阴颇阳。”因此，以脉息音律，“约度其变，揆度其动，而知气化常与异也。”音声息律脉气六者，则是六十首法的最根本动力。

1.2　音声息律脉气的识别标志——六十首节律

音声息律脉气的升降出入，是由体内生理活动及质能信息变化生发的。不仅是“天人合一”（环境与生物）方式，还体现了四维整体观（时间 - 环境 - 社会 - 生物）思想。这在《扁鹊镜经》中，早已阐述得非常明确：“人身之气，动而不息者，经络气化之机。人之气化，动静相召者，呼吸音声脉息。其升降出入者，皆由生长而变，与其气化而动焉。”(《六十首》)

质能运动是气化发生的根本因素，如《十音》:“气动之音，脉动之息，律动之声，异动之度，并而节会者，乃音之气、息之律也，而明气化之音焉。”一呼一吸为一息。呼吸开阖，是人体内外气津交换、热能平衡的主要通道；劳逸结合、动静相召，是人体与环境交流的过程。而“明气化之音”，就是了解六十首的作用过程。但精气津血营卫，是人体最基本的质能运动元素。所以《脉息》强调:“人之音者，息动之律；人之息者，脉动之司；人之脉者，气动之章；人之气者，声动之明；人之声者，律动之能；人之律者，音声之镜。”这是质能运动的六种表现方式和内在整体功能特点。

六十首节律，包括顺序六十首和逆序六十首之间的谐和互作用，以及两者气行交节而形成的节律反应标志。在《六十首》篇中，明确记载了顺序六十首是“安黄钟……盉应钟，皆气终而象变”，以及逆序六十首为“盉黄钟……随大吕，皆柔和以相离。”这不仅成为六十首的基本组合，也是七十二舍运行节律和二十七候作用过程的特征描述方式（每一个六十首组合都有十种变化，参见附录6）。

经络营卫是气化作用的枢纽，音声息律是气化节律的标志。《六十首》明确指出:“经脉所动之气，荣卫交会之形者，皆声息音律之高下长短也。”既强调“音脉同律”(《脉息》)，又要求“声脉合一、音息合人。”(《奇恒》) 主要包括“气动者律，脉动者息……皆气和之枢以然也。”(《六十首》)

脉音息声律化之间，既是气化之道的基本标志，也是人体生理节律的特征表现——“脉乃气之象，音乃气之机，息乃气之动，声乃气之持，律乃气之行，化乃气之枢。”(《六十首》) 音声息律脉气，是识别气化特征、标记气化反应的技术方法过程，也是人体内外信息一致、结构协调、相互识别、自主关联的检测分析基础，是以“气”之变化，而体现“象”之特征。

所谓“象者，音之位，脉之息，声之章，气之华，律之应也。”（《六十首》）其中，“音之位”为象，与“音乃气之机”彼此互应，就很自然地产生一种音为气之印象的表达方式效果。“脉之息”为象，与“息乃气之动”彼此关联，呈现一种脉为气之内象的作用表现。“声之章”为象，是由“声乃气之持”，所以声为气之动象。“气之华”为象，与“化乃气之枢”之间，成为华是气之形象的本质。“律之应”为象，与“律乃气之行”之间，就是律为气之迹象的根本性质。

每一个象、气标志，都是气化之度的特征反应——“气化之变易，六十首之势也。”（《通天》）所谓“势者，象之态也。”（《八舍》）如印象、内象、动象、形象、迹象等，皆为《八舍》“专胜兼并通和”的互作用状态，也是六十首势态变化的象气范围和动态节律。六十首是描述质能作用和表达气化过程的技术符号标志，且已成为扁鹊医学分析技术的系统枢纽——“五十营之音”的节律标准。

六十首是立体状态下三阴三阳彼此趋动——七十二舍与经络纠缠气化之度的测量识别标志。六十首气化之度，与三阴三阳气化离合，共同构成立体阴阳运动和四维整体观系统。

2 经络纠缠与立体阴阳观

在《扁鹊镜经·八舍》中，手足经络与三阴三阳之间的专胜兼并通和，不仅成为六种离合纠缠反应，又使“阴阳”这一哲学思想，转化为医学技术的操作方法，包括七十二舍互作用，也是经络与质能运动相互纠缠的具体操作方式（详见附录6）。《二十七候》纠缠逻辑序列和“五十营之音”节律，也是通过经络标识与质能运动坐标的识别分析实现的。

经络三阴三阳，内与臟象相贯（《灵枢·经脉》），外与环境相合（《素问·皮部论》），成为人体生物场（天人合一）的桥梁枢纽。臟象、经络、生物场，是人体生存的三大根本。生物场，是人体质能信息的一切能源空间，一般称之为环境生物学或环境空间。

臟象是人体生命活动的系统中心，经络是质能元素纠缠运动的路径轨迹。人体在伴随时空运转中，体液-细胞-分子-粒子等各种质能元素与质能运动之间，所发生的各种实时生理病理信息，都能及时适宜地融入到质能信息轨迹之中。只是在中华医学起始时代，将这种质能运动轨迹和信息纠缠效应，命名为经络而已。

经络之间上下互应、前后对化、左右交互、内外合气，呈现一种沃然旋动、潮汐节会的经脉流注效应。正如《八舍》所说：“流者，以沃若泽润；注者，而周旋归来。”这既是经络与质能运动彼此响应的五十营节律特征，也是营卫沃旋与精气津血相互倚伏的立体能势效应。因此，经络沃旋是经络流注的运动方式。经络沃旋的核心要素，是质能运动体现出各种元素的基本变化反应，如营卫沃旋构成气血运动，既与时间节律同步，又与生物节律共存，经络只是营卫沃旋运行通道。精气津血营卫所进行的周身分布状态，既彼此关联相互倚伏的，又迭旺递迁，盛衰盈虚，逆顺互应，同步共运，故简称经络纠缠。经络沃旋是经络纠缠的最根本性质，经络纠缠则是经络沃旋的生理节律标志。

2.1 立体阴阳坐标

人体生理状态中的立体阴阳坐标，主要包括两大枢纽："三阳之离合也，太阳为开，阳明为阖，少阳为枢。三经者，不得相失也，搏而勿浮，命曰一阳。"（《素问·阴阳离合论》）分之为三，合则为一，趋而起动，以行"气化司应之本"（《通天》），关键是"三经者，不得相失"才是"一阳"的主要本质。又《素问·阴阳离合论》强调："三阴之离合也，太阴为开，厥阴为阖，少阴为枢。搏而勿沉，命曰一阴。"一气三元，旺盛衰三种状态。易衰者开，易盛者枢，易旺者阖，皆能"以约气化之道"（《通天》）。

经络三阴三阳是质能运动与经络纠缠的立体坐标方法。三阴三阳之分，是测量"气行五十营之音"（《二十七候》）的坐标离合之度（如间隔距离、四维坐标等）。六十首符号是标识五十营气行之度的坐标区域，也是阴阳离合倚伏的气行交节运动标志。三阴三阳的立体枢机状态，主要源于《素问·阴阳离合论》所建立的三种势态：

①"圣人南面而立，前曰广明，后曰太冲。太冲之地，名曰少阴。少阴之上，名曰太阳。"这是以前后区分上下坐标位置，并且"气化节会之所"（《八舍》），是三阴三阳经络之所以前后上下离合的根本动力。

②"中身而上，名曰广明。广明之下，名曰太阴。太阴之前，名曰阳

明。”这是以上下区分前后坐标位置，以及“气化交变之分”(《八舍》)，是经络沃旋之所以内外深浅差异的坐标分析。

③“太阴之后，名曰少阴”“少阴之前，名曰厥阴”“厥阴之表，名曰少阳”。这是以人体的前中后结构，来区分自身经络的坐标区域和质能信息位置。“气化变易出入”(《六十首》)，经络既在质能势态中发生区域变化和交替，又在功能作用上呈现迭移递迁、差旺盛衰，共同构成三阴三阳离合的最基本方式。

经络三阴三阳，是经络纠缠、迭旺盛衰、相移递迁的立体坐标区域划分，既是“气化由行之分野”(《六十首》)，又是生物场运行轨迹和质能作用位点标志。三阴三阳离合之度，不仅是经络纠缠运动的枢机纽带，也是阴阳思想之所以能够转化成为纠缠逻辑密码的能源环境。这是《八舍》经络之所以呈现阴阳离合的势态标识，以及《二十七候》“五十营之音”离合秩序的周期坐标差异诠释。

2.2 纠缠运动

在《扁鹊镜经》中，共有四处记录“纠缠”之名。其中《八舍》有三处:“黄帝谓曰:六经波荡……纠缠迟速，皆经络渗灌诸节使然”“纠缠往复而相司”“齐襄公曰:诸经八舍，倚伏纠缠”;《通天》有一处:“六经波荡，纠缠往复。”先秦《鹖冠子·世兵》载:“祸乎福之所倚，福乎祸之所伏，祸与福乎纠缠。”这是对纠缠作用的不同解释。

简单地说，纠缠是由多种相互作用共生共存、共振共运所诞生的同步表现形式和作用互应过程。所有物质的运动反应与作用表现之间，都存在一定的相互紧密关联和错综互应效果。并且都是由其内在物质能量，与其信息元素之间的纠缠 - 逻辑 - 运动共同完成的。因此，当拥有多个元素且都同时处于相互作用、彼此一体、同步共运、分之即失的运动状态时，已经无法单独描述每一个元素运动的单一状态了，只能把彼此同步、相互共运的所有元素作为一个整体对待，所以就把这样一种彼此共运、同步互应、迭移共振的运动反应，称为纠缠运动或纠缠作用。无论纠缠运动中的元素，还是元素之间发生纠缠，所有单一元素与相互纠缠之间，都必须存在既对立互应，又彼此共振共生，否则不会发生纠缠作用。

对于人体来说，纠缠运动不仅呈现经络纠缠和共振效应，而且在经络共振与质能迭移递迁之间，还发生了一种纠缠逻辑密码和信息运动轨迹等。运用八舍与九气符号所构成的“七十二舍”双字符，如“谦归”等构成的“七十二舍与左右经络互作用纠缠关系表”（附录6），不仅代表着同一经络与不同经络之间彼此差异的纠缠运动，同时体现“五脏穿凿之度”的量化分析通道和技术方法路径。这既是实现人体音声息律与质能节奏互应的精准测量分析路径，并且成为经络纠缠、逻辑共振、信息传递的质能检测标志。

2.3 经络纠缠的基本原理

《扁鹊镜经·八舍》篇，是经络纠缠的特征标志；所载“七十二舍”内容，是质能运动及元素纠缠的坐标识别作用过程（附录6）。以“归藏生动长育止壹谦”九种符号，与人体左右二十四经构成“七十二舍”，同时与《二十七候》一起，对精气津血营卫与脏腑经络间的气化作用给予分类标识，形成“专胜兼并通和”六种盈虚状态，二者都是阴阳思想转化为归藏技术方法的具体执行操作标准。“五十营之音”是二十七候气化变易的具体执行枢纽。二十七候纠缠序列与五十营之音节律，都是通过经络沃旋标志与质能运动坐标的识别分析实现的。

人体精气津血营卫，随经络昼夜运行50.4周身（《八舍》），成为五十营节律的基本条件。“五十营之音”符号（《二十七候》），既是经络沃旋运动的五十营周期作用标记，也是质能运动“专胜兼并通和”的差异测量标识。这既是五十营迭移递迁、差异往复、共轭共运、纠缠倚伏的时空枢纽，也是分析医学技术的最早经典。《二十七候》所载音律候舍，是质能元素与经络沃旋共同建立的纠缠逻辑序列，这也是营卫盈虚与经络盛衰互应共轭的沃旋标志。

即使周身经络的实际长度因人而异，但三阴三阳经络的立体沃旋路径（《八舍》），一般都是左右手足24条经脉和任督冲跷维带构成的三十七脉经络系统（《揆度》），不仅每天都在同一机体反复周身流注五十周以上（《脉息》），并且都是以非连续（专胜兼并通和）、非稳态（盛衰盈虚交替）、非局域（音声息律脉气）、非线性（不规则运动、生物场变化）、非确定（精气津血营卫）、适宜性（经络上下互应）、准周期（五十营节律）、整体态等为特征的四维立体运动。

经络沃旋与立体阴阳运动、五脏穿凿、纠缠运动、五十营、时间作用、六十首法、归藏技术一起，共同构成了人体各种质能运动元素的相互纠缠过程。各种不同元素之间，既作用同步，又相互应答，简称为纠缠效应，而表现为质能纠缠运动与经络信息轨迹互应共轭的阴阳离合标志。其中，经络沃旋运行一周身的平均时间为200/7分钟≈28.57分钟（《脉息》“漏水二十八度与七分度之四”），非常符合手足经络迭移递迁、质能运动沃旋潮汐的生理周期特点。

经络沃旋运动与阴阳立体互应，不仅成为质能运动元素的纠缠轨迹，也是六种离合纠缠与其粒子电流的路径反映——外与生物场倚伏，内与生物熵（如生理病理临界态）纠缠。手足经络间的专胜兼并通和，不仅是非线性、非稳态、差异性、不确定的，而且是实时性、适宜性、谐和性、准周期的质能运动纠缠过程。通过经络离合倚伏、营卫盛衰迭移、质能节律信息、环境交节频率间的二十七候整体互作用，不仅成为七十二舍相互关联的四维整体生物场枢纽，也是人体质能运动与生理信息轨迹的坐标位点反映。

如在《揆度》篇中，详细介绍了手足三阴三阳的脉象特点、识别方法和临床检测技术标准等。如“少阳之脉，动摇六分，徐息而闫脉四动……足少阳之息；摇而跃下长者，手少阳之息。”通过检测呼吸脉动节律和奇恒界分标志，成为识别分析生理病理反应的基本方法。相比《素问·阴阳类论》“一阳者少阳也，至手太阴上连人迎，弦急悬不绝，此少阳之病也”及《素问·经脉别论》“少阳脏独至，是厥气也，跷前卒大……少阳独至者，一阳之过也”和“一阳脏者，滑而不实也”等，后者仅是《素问》介绍三阴三阳的脉象特征而无具体检测技术。因此《揆度》记载的经脉势态区分法和声息识别方法，尤为珍贵。

3 归藏解密

现有中医学的技术瓶颈，是由很多医学技术失传所致的，譬如“归藏”。

《扁鹊镜经》中的《八舍》《通天》《六十首》《二十七候》等，共同构成的“归藏技术”，是以“归藏生动长育止壴谦”为方法标志，以经络纠缠及音律测量为枢纽的医学分析识别系统。这也是归藏技术的显著特征。

归藏之名，见于《素问·六元正纪大论》“太阳所至为寒府，为归藏。”《素问·阴阳应象大论》记载了归藏技术的主要标志：“天气通于肺……九窍为水注之气。”这不仅是中华医学文献对于归藏内容的最早载录和具体阐述，也是中医生理学与扁鹊分析医学的重要特征之一。其内容虽不如《扁鹊镜经》详细全面，但能肯定，二者在技术方法上是同源的。这也是东汉《徐衡脉经》卷中《八舍解》之所以明确指出：“圣医扁鹊者，《归藏易》之传人”的客观依据之一。

《扁鹊镜经》与《徐衡脉经》中，都是以七十二舍纠缠运动，作为生理病理节律的基本序列标志。并且二者都没有记载归藏六十四卦的具体卦象序列。这对于全面解密“归藏七十二舍”原始性质，以及生理病理与归藏技术的最根本机制，都是难以突破的技术难题；包括现代很多专家学者，也都是从某一领域展开认识而已，亦然未能解开《归藏易》和《扁鹊镜经·二十七候》“归藏纠缠”的真实奥秘。至于七十二舍质能运动与经络纠缠之间的深奥密码，也是极其深蕴而隐晦。因此，探寻归藏六十四卦序列，与生物机体内在生理活动的关联机制十分必要。

由通行《周礼·春官·大卜》记载：“大卜掌三易之法，一曰《连山》，二曰《归藏》，三曰《周易》。其经卦皆八，其别皆六十有四。”即《归藏易》与《周易》，都是拥有“八卦为经，六十四卦为维”的卦象序列。

在宋·绍兴十七年（1147）《古三坟书》刻本（国家图书馆藏）中，完整记载了《归藏易》卦序名称和“爻卦大象”序列。这也是现存记载

《归藏易》卦序的最早文献。而《三坟》之名，早已记载于《左传·昭公十二年》和《尚书·孔安国序》中。但由于《古三坟书·气坟·归藏易》序列后，所附的“圣人”《传》文，仅是“望其文，释其义”而已。不仅没有解决“爻卦大象”之本意，且与孔子解说《周易》的方式并不一致。因此《隋书·经籍志》强调:“《归藏》汉初已亡，晋中经有之，唯载卜筮，不似圣人之旨。”至历代文人学者，都未像对待《周易》那样，针对《归藏易》进行明析解译。这是导致《归藏易》进一步与世脱节并技术淹没的重要原因。

通过《扁鹊镜经·八舍》与《古三坟·归藏易》内容对比，不仅都有“归藏生动长育止”7个相同符号，更有“归藏”“藏生”等48对组合的名称相同。因此进一步针对《古三坟·归藏易》《扁鹊镜经·八舍》和《通天》《素问·阴阳应象大论》四篇归藏相关文献进行深度解析，成功得出《周礼·春官》所载《归藏》的八组“经卦”，以及与《周易》“经卦”之间的气化关系（表1）。

其中，四篇归藏文献为:《古三坟·归藏易》“天气归，地气藏，木气生，风气动，火气长，水气育，山气止，金气杀。”《扁鹊镜经·八舍》“天气归于心，地气藏于精，风气生于津，雷气动于肺，穀气长于气，雨气育于液，川气止于骨，海气壴于筋。”《扁鹊镜经·通天》“天气通于肺而归，地气通于胞而藏，风气通于肝而生，雷气通于心而动，谷气通于脾而长，雨气通于肾而育，川气通于脑而止，海气通于胃而壴。”《素问·阴阳应象大论》“天气通于肺，地气通于嗌，风气通于肝，雷气通于心，谷气通于脾，雨气通于肾，六经为川，肠胃为海。”

表 1 《古三坟》归藏八卦名称解析表

归藏	归	藏	生	动	长	育	止	杀 / 壴	卦符
	天	地	木	风	火	水	山	金	气化符号法
八舍	天	地	风	雷	谷	雨	川	海	
通天	天	地	风	雷	谷	雨	川	海	
素问	天	地	风	雷	谷	雨	川	海	
周易	天	地	风	雷	火	水	山	泽	
	乾	坤	巽	震	离	坎	艮	兑	卦符

这样，就可以运用《周易》“爻卦大象”方法，得知归藏八卦的二进制符号，如归（111）、藏（000）、生（110）、动（001）、长（101）、育（010）、止（100）、壴（011）。这也是东汉《徐衡脉经·卷中》所载“归气乾元解……壴气兑元解”（《八舍》篇校注④）的基本依据之一。同时又是正确识别表 2 归藏六十四卦组合（左半部分）与二进制数列（右半部分）的最根本基础。如“天气归”的组合为“归归（111111）”，“地气藏”为“藏藏（000000）”，“风（木）气生”为“生生（110110）”，“雷（风）气动”为“动动（001001）”，“火（谷）气长”为“长长（101101）”，“水（雨）气育”为“育育（010010）”，“山（川）气止”为“止止（100100）”，“泽（金，海）气壴（杀）”为“壴壴（011011）”。将每一组合二进制符号，如“归归（111111）”，以二进制方式，由左向右递增之和，即为这一卦象数值，简称“卦数”。如“归归”为“63”，“藏藏”为“00”等。

表 2 《古三坟》归藏六十四卦序列解析表

归藏六十四卦与“爻卦大象”序列								归藏六十四卦数与生物平衡对称法							
归归	归藏	归生	归动	归长	归育	归止	归壴	63	07	31	39	47	23	15	55
藏归	藏藏	藏生	藏动	藏长	藏育	藏止	藏壴	56	00	24	32	40	16	08	48
生归	生藏	生生	生动	生长	生育	生止	生壴	59	03	27	35	43	19	11	51
动归	动藏	动生	动动	动长	动育	动止	动壴	60	04	28	36	44	20	12	52
长归	长藏	长生	长动	长长	长育	长止	长壴	61	05	29	37	45	21	13	53
育归	育藏	育生	育动	育长	育育	育止	育壴	58	02	26	34	42	18	10	50
止归	止藏	止生	止动	止长	止育	止止	止壴	57	01	25	33	41	17	09	49
壴归	壴藏	壴生	壴动	壴长	壴育	壴止	壴壴	62	06	30	38	46	22	14	54

归藏六十四卦所表达的卦数序列（表 2，右半部分），都呈现着十分显著的生物平衡对称特征。例如，不仅每相邻的四个数，都呈现着“交互之和”的对称平衡；而且更是整体平衡状态中的和谐对称与和平发展。又如对角之和、四分之和、纵横二分之和，……都是以和谐平衡、对称关联的整体方式，共同实现质能运动的生理功能反应。并针对精气津血营卫与经络纠缠、臟象穿凿之间的相互作用，也都具有相邻四数之间的交互平衡状态，如表 2 右半数列中，63+00=56+07；27+36=28+35；45+18=42+21；9+54=14+49；以及 55+08=48+15；19+44=43+20；37+26=29+34；62+01=6+57；……这 16 组交互之和，都是 63。

将表 2 右半中的数字，对应表 2 左半字符中的每一个归藏组合（每一组字符构建的组合结构，又都称为归藏名称，可以由 2 位～1 兆位字符组建而成）。如归归 + 藏藏 = 止止 + 壴壴 = 壴归 + 止藏 = 归止 + 藏壴 =……同样构成了 16 组归藏组合特征（如“63”）。并以每一个归藏名称，与附录 6 中的归藏名称相对应，就能发现经络之间的紧密关联和互作用效应。这不仅成为疾病治疗过程中的最佳路径，也是精准诊断过程中的精确识别和精细定位系统。例如这 16 组归藏组合，都可能成为临床高热不退（如“63”）的病理因素之一。

因此，通过检测附录 6 中的音律组合（如声波频率与强度），不仅可精准识别归藏名称与经络路径，并且能够精确分析不同体质（如禀音特点），犹若 72 种经络反应（七十二舍与经络）的发热机制，必须因人而异等。从而构建现代智能声学诊疗体系，成为精准治疗、精细方案的医学分析系统，包括精准选择最佳适宜的药物、针灸等施治方案过程。

《扁鹊镜经》归藏七十二舍，既是六竞节气象节律的内在生理病理成像系统，也是扁鹊分析医学的识别技术方法，也是扁鹊声学诊断的具体技术方法和过程，以及经络纠缠、臓象穿凿、精气津血营卫、生理盈虚关联等。七十二舍中的每一归藏名称，都代表气化变易作用中的一个“气舍”区域（犹如穴位及周围效应）如表 2 中的 07+24=00+31；简称为相邻四数组合，以及 56+03=59+00；63+48=56+55；63+06=62+07；……这 48 组相邻四数间的交互之和，都具有各自的数值特征而不尽相等；但依然呈现相邻四数组合的对称平衡。

虽然古往今来的临床针灸感应，可谓姹紫嫣红，历历壮景，数不胜数。但都无法让体内发生的缤纷绚丽景观，展现于公众视野之下而保存成册。并且人与人之间的针灸感应，亦然存在体质禀赋、地域条件、生活方式上的各不相同，甚至差异悬殊。由归藏六十四卦平衡序列，进一步进化成为 64 组（16 组 +48 组）相邻四数组合（64 卦◇ 256 气⊕ 64 组，为归藏级联法），乃至百亿码程的编码链块，这是智能医疗和生物智能的工程基础。

将表 2 左右合一，则每一组相邻四数组合，就自然成为归藏六十四卦序列的相邻四气组合（简称归藏四气组合）。如表 2 归藏名称“生生”+“动动”=“动生”+“生动”；“长长”+“育育”=“育长”+“长育”；……皆与相邻四数组合性质相同。这既能通过附录 6，得知《八舍》篇经络之间的沃旋运动；又依表 3 质能和臓象系统，明确《通天》与《揆度》之间的紧密关联、共运共存机制等。

表 3 《通天》气化交互与质能运动、臓象穿凿、经络纠缠互作用解析表

九气	归	藏	生	动	长	育	止	亶	谦
质能	心	精	津	肺	气	液	骨	筋	血
臓象	肺	胞	肝	心	脾	肾	脑胆	胃肠	焦膀
经络	手太阴	任督	手阳明	手太阴	手少阳	手厥阴	足少阳	足太阳	冲蹻
	维带	手厥阴	足厥阴	手少阴	足太阴	手太阳	足少阴	足阳明	手少阳

如将表 2 右半中的数值，63+06=62+07；31+38=30+39；47+22=46+23；55+14=54+15；此四组皆为 69；以及 56+03=59+00；……构建成为横向筒子状结构（见图 5A）；又如以 63+48=55+56；59+52=51+60；61+50=53+58；57+54=49+62；此四组皆为 111；以及 07+24=00+31；……成为纵向筒子状结构（见图 5B）。这也是表象虽为 64 卦的最基本方式，不仅能以相邻四气重建 64 组新型归藏组合（⊕ 64 组），并能进化成为新生 256 气（◇ 256 气）的生生化化体系。

例如表2进化为256气时，⊕64组中的基本名称未变，只是构成组合的相邻四气序列发生着丰富变化而已。再如每一个归藏名称，都能重复四次以上仍相同。这也是人体结构中的相同组织虽然庞大，但重复序列亦然秩序井然且稳态的根本原因——生理平衡、和谐生化、彼此关联。

又如将表2右半列中的数值，全部均匀加上“1”后（见图5C），仍然保持整体对称、和谐关联、交互平衡、四气相邻的归藏六十四卦特点。只是加1归藏六十四卦的相邻四数交互之值，由“63”转为“65”而已。表2右侧“归藏六十四卦数”，无论同时加、减、乘、除任意非“0”之数，仍然保持“相邻四气交互，和谐平衡对称”特点，并且皆能实现可方可圆，可导可分，可隐可显，可生可动等；只是加“1”后的归藏组合，可积可叠可导等。

通过表2与表3之间的相互结合，运用简单实用的相邻四数组合，与其“交互之和”平衡法则，既能充分了解《通天》精气津血筋骨脉液之间，彼此成为臓象穿凿过程的构成元素（如气、液、津、肺）；而且通过臓象穿凿过程与其象气作用的测量，又能精确了解质能运动与经络、臓象、禀赋、环境之间的穿凿程度、作用过程和变化阈值、临界反应等。

例如“长长”+“育育”=“生生”+“动动”，与《揆度》篇“五脏穿凿之度”结合，既能充分了解肝、心、脾、肾互应构成的20组脏腑穿凿组合，又能精准测量穿凿组合之间的象气穿凿之度，以及彼此之间的穿凿互作用变化等。这样，通过附录6与表3中的质能运动和臓象穿凿过程，实现精细识别和治疗分析。

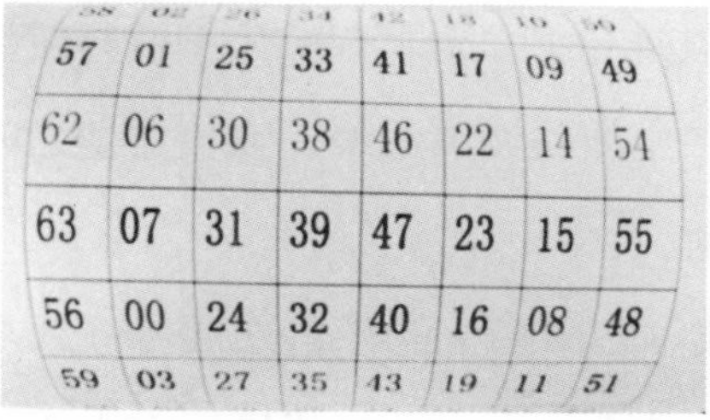

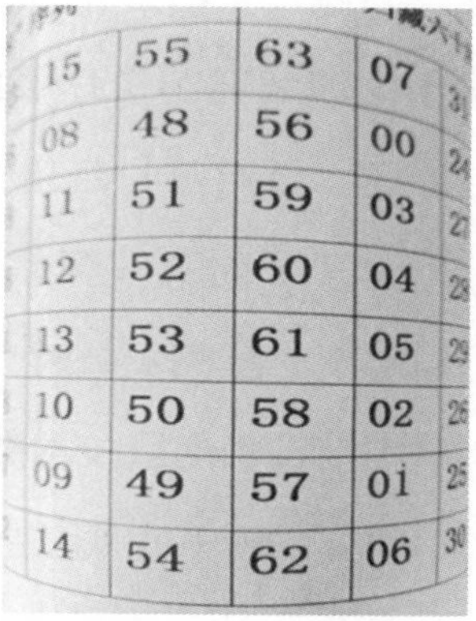

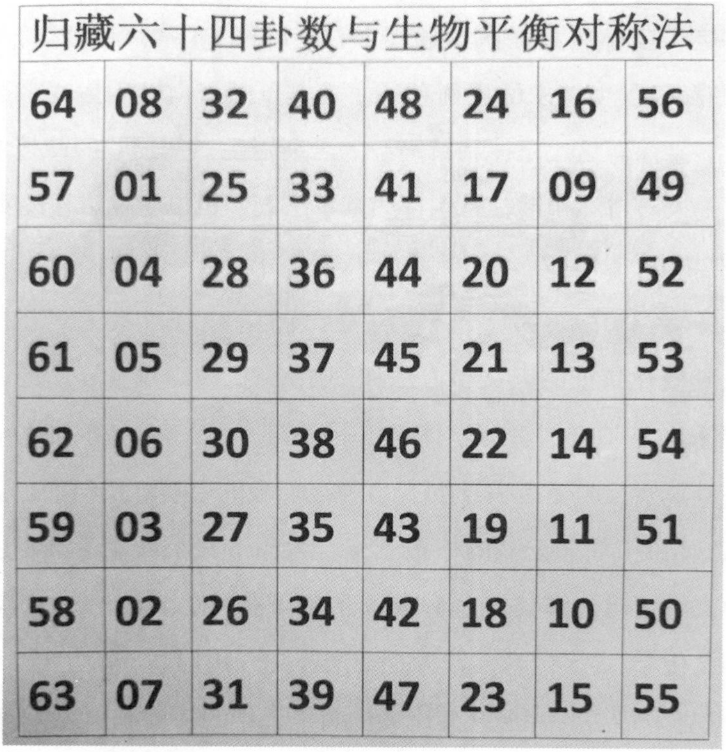

归藏六十四卦数与生物平衡对称法							
64	08	32	40	48	24	16	56
57	01	25	33	41	17	09	49
60	04	28	36	44	20	12	52
61	05	29	37	45	21	13	53
62	06	30	38	46	22	14	54
59	03	27	35	43	19	11	51
58	02	26	34	42	18	10	50
63	07	31	39	47	23	15	55

图 5A　横向筒子状结构　　图 5B　纵向筒子状结构

图 5C　归藏加“1”组合数列（可积可导）示意图

因此，归藏六十四卦相邻四数组合法，不仅是质能运动、经络纠缠、体质禀赋、生理病理的诊疗系统枢纽，也是人类医学必须面对的技术发展瓶颈与课题。针对《归藏易》与《通天》《二十七候》序列的精准解析（结合表 2、表 3、附录 6 等），以及七十二舍与归藏六十四卦所呈现的代码鸿沟予以解密，皆利于破解分子生理与经络纠缠、臟象穿凿之间彼此共存的内在精细结构和测量技术瓶颈。

《扁鹊镜经》解开了《古三坟·归藏易》的千古之谜——人与自然和谐的易学原理和方法体系等。《古三坟》所载《归藏易》六十四组“爻卦大象”序列，虽然只是在次第顺序上与《周易》序列存在显著不同。但《气坟·归藏易》所追求的平衡和谐，真实反映了自然界生物链必须遵循的和平发展规律。这也是《扁鹊镜经》之所以重点阐述“归藏技术”的核心宗旨——人与自然和谐，是生存的基本法则，也是生物进化的本质。

同时得出，《形坟·乾坤易》八卦次序为天、地、火（日）、泽（月）、山、水（川）、雷（云）、风（气），即《乾坤易》是掌握时空自然规律及其变化特征的天文学方法和遵循原则。《山坟·连山易》则是远古社会关于人事制度的管理学体系。并以君、臣、民、物、阴、阳、兵、象为次序，真实反映了远古社会人事等级划分的最基本资料而已。这都进一步证实，《古三坟》记载的三篇“爻卦大象”文字属实，其余内容皆为孔安国等文人手笔。因其根本不懂易学格致理物的方法体系，所以《古三坟》中的《传》《典》内容，皆为孔安国等文人所为。

《归藏易》方法的解密，又让失传两千余年的《扁鹊镜经》归藏技术，重新绽放于科技盛世而璀璨绚丽。归藏七十二舍，既是生理病理、质能运动、经络纠缠、臟象穿凿之间的彼此关联互作用，更是人类医学史上最早的声学检测和分析识别技术。不仅成为识别人体内在生理病理反应和进化生存规律的系统枢纽，也是对于《归藏易》方法技术的深度解析与客观精细化应用说明。

七十二舍与归藏六十四卦相比，既拥有截然不同的分析识别检测系统——五十营之音，又同时具有客观精细的测量标准——六十首节律与二十七候坐标。并且归藏七十二舍与音律、经络、臓象、质能、象气穿凿、体质禀赋、生理病理、居处环境、脉学方法之间，又彼此完整构成了人类医学史上最早的生物分析和逻辑识别系统。这也是闻诊技术融合于脉诊过程的重大医学和声学创造。仅在一音十气作用下，就已产生两万一千六百余组生物逻辑序列。若以二千一百种化音相互作用，则成为人工智能医疗和精准生物逻辑的核心基准方法，切实技术前景广阔、绚丽多彩。

4 臓象穿凿

人体生理活动及能量运动，所消耗元素的量度检测技术，古人实践验证了很多种方法。如《扁鹊镜经》运用臓象穿凿通用法："穿凿之气，二开三方除二开五方；穿凿之象，三开五方除三开三方也。"（《揆度》）对《八舍》"天气通于肺而归于心""真气通于三焦而谦于血"的精细识别过程中，发现当以 $\sqrt[7]{2}$ 的值，作为"肺 - 归 - 心"与归藏七十二舍（附录 6）互作用反应时，则与人体能量运动实际消耗量相比要偏大，从而造成质能元素的量化不足。若以 $\sqrt[8]{2}$ 时，则与实际消耗量要偏小，就会造成质能量化有余，仍与人体生理活动及质能反应不能完整相符。通过归藏六十四

卦 - 相邻四数组合法，并与附录 6 等相互关联时，这种偏差现象皆迅速消失。

同样针对人体生长发育过程中，如《通天》“雨气通于肾而育于液”“川气通于脑而止于骨”“海气通于胃而壹于筋”等进行测量分析，若以 $\sqrt[7]{3}$ 时，所得成长结果（如体重身高等形象）数值，反而大于人体实际发育生长值，显示质能生生化化的象气阈值不足。当以 $\sqrt[8]{3}$ 时，则所得内象阈值有余，仍与实际发育生长存在差异，且相对不足者谓之“损”。若结合相邻四数组合法，难题迎刃而解。

又对《通天》“地气通于胞而藏于精”“谷气通于脾而长于气”进行检测识别分析。若机体以非自然生理活动，而弥补“量度检测之不足”，则必然会对正常生理机能，产生提前透支和过度消耗，所以结果为“损”；而相比有余者，古人称之“益”。归藏六十四卦平衡法，是解译“臓象穿凿”的强有力工具之一。

《揆度》“穿凿之气”“穿凿之象”方法，不仅是象气分度法的特征标志，也是脏器组织与生理病理反应的检测分析系统。既是《素问·六节藏象论》“其生五、其气三”的质能相干反应，也是臓象穿凿、归藏级联效应（如四气相邻而叠增等）的最根本测量方法。如穿凿之气算法结果，与现代 2 开 7.5 次方的值，是完全相等的（$\sqrt[3]{2}/\sqrt[5]{2}=\sqrt[7.5]{2}$）。穿凿之象算法结果，恰好等于 3 开 7.5 次方（$\sqrt[3]{3}/\sqrt[5]{3}=\sqrt[7.5]{3}$）的倒数而已。

臓象穿凿通用法，虽然充分解决了《素问·阴阳应象大论》“七损八益”的技术应用问题，但依然存在臓象穿凿的大量课题。如对《通天》“风气通于肝而生于津”“雷气通于心而动于肺”等，进行精准检测和精细识别过程中，发现机体如果该消耗的质能没有及时消化，就会造成能量堆积而质能作用惰性，如肥胖等形体现象。这些都与人体的实际生理节律，存在明显的普适差异性。

在众多难题紧迫之下，经过反复探索《扁鹊镜经》八篇原文中的潜深隐密关系。发现“五脏穿凿”相通现象，不仅是对《通天》内容的高度概括，也是对《八舍》“专胜兼并通和”、《二十七候》纠缠逻辑序列的精深总结。其中，脏腑之间是如何实现“五脏穿凿”的？又是何以成功进行质能相通的？以及脏腑之间的穿凿过程、穿凿程度和效应，是否可以精准测量？如何检测这些穿凿之度？并且“穿凿之度”的差异性标志是什么？今择其要，简明介绍如下：

4.1 臓象穿凿的原始本质——十一分法

每个人的身体之内，都有一种可以分散聚集、耗散结合、解散关联、驱散纠缠的同时，又有自主融合、自主识别、自主选择、自主调控、自组织发展的“划分”体系——归藏“十一分之”(《揆度》)法则，是实现归藏级联的动力枢纽。对于人体来说，这既是立体阴阳离合关联，与质能运动、元素纠缠之间的穿凿互应纽带，也是脏腑营卫与昼夜环境之间的质能相干和互作用原动力。分以离，离而通，通于合，合其分；离合分通，十一分特征。如针对生理病理而言，既有经络沃旋迭移，又有精气津血灌溉和迭加纠缠等。所以《扁鹊镜经·揆度》强调：“离合之气象，皆十一分之，乃生生之法也。”

十一分法，是由三十组脏腑相通现象诞生的生物数学系统。如《揆度》：“心与胆，肺膀胱，脾三焦……胞络胆”，以及“皆五脏穿凿之度，气交守司，节会相通也”。为了精细测量三十组相通之间的质能元素组合，及精准识别三十组相通之间的纠缠运动特征。充分运用臓象穿凿通用法，检测各个相通的元素组合；同时使用十一分法，科学解密生物质能技术瓶颈的科学奥秘。

在脏腑质能相通、经络元素离合之间，“十一分”承担了沃旋迭移、穿凿互应的主要任务。相通、离合、十一分，三者也是“生生之法”的主要促动力。所以“穿凿气象”与“十一分法”，是“阴阳离合”“穿凿之度”“生生之法”的最根本机制。也是质能运动与生物熵节律彼此互应、归藏级联（又如表 4 余数所列的十项数字链螺旋）、重新组合的技术标志。如表 4 所示：

表 4　十一分法余数和无限隔位循环序列

顺序数	商数	余数	任意数	商数	余数
1	0.	0909090909090909…	4 764	433.	0909090909090909…
2	0.	1818181818181818…	1 938	176.	1818181818181818…
3	0.	2727272727272727…	58	5.	2727272727272727…
4	0.	3636363636363636…	0.048	0.004	3636363636363636…
5	0.	4545454545454545…	0.5	0.0	4545454545454545…
6	0.	5454545454545454…	4 582	416.	5454545454545454…
7	0.	6363636363636363…	0.006 2	0.000 5	6363636363636363…
8	0.	7272727272727272…	628 515	57 137.	7272727272727272…
9	0.	8181818181818181…	86	7.	8181818181818181…
10	0.	9090909090909090…	0.076	0.006	9090909090909090…

十一分法的主要特征包括：所有不是 11 倍数的数，或空集为 0 的数，都能呈现表 4“余数”列中的双向螺旋数字之一，呈现既纵向递加，又纵向递减的双向螺旋和散射；以及无限隔位循环序列的聚集效应等。这

也是“划分”隔位循环的最根本机制之一。

4.2 臓象穿凿的基本动力——时间作用

时空运转，既是时间的信息轨迹，也是一切生物活动的起始动力。准确的运行周期，是衡量生理病理变化反应的参照标志。并且成为《扁鹊镜经》医学分析技术的总则——“权衡规矩准”。其中，“气行五十营之音”（《二十七候》）与“五脏穿凿之度”（《揆度》）之间的紧密关联，不仅是时间节律与生息相依的根本机制，也是生物节律与环境时空相互作用的功能本质（《通天》）。

时间-环境-生物-社会，是与人类息息相关的最根本因素。《扁鹊镜经·脉息》篇，是记载时间作用最为详细的古代文献。晴天以日影测时，以恒星为标志（“二十八宿”），建立恒星日（“天周日行二十八宿”）=1 008分（又见《灵枢经·五十营》）。阴天以漏水测时，以步度为标志，建立平太阳日（“二十四步积盈百刻而成日”）=24步（又见《素问·六微旨大论》）=1 440度（“步者六十度而有奇”，现代平太阳时为分）=100刻（漏水百刻，是古代计时工具）；真太阳时1步=60度有奇（又见《素问·六微旨大论》），平太阳时1刻=14.4度。

运用二十八宿（恒星组合）的平均时间（“宿三十六分”，又见《灵枢经·五十营》）为标准，针对恒星日、平太阳日、人体营卫运行周期，分别进行精准换算，就能得出：“日行一宿，水下三刻与七分刻之四（$3\frac{4}{7}$刻）；日行一宿，荣卫行于身一周与十分周之八（1.8周）”（又见《灵枢经·卫气行》）。以此二者构成等式进行计算，就是人体营卫运行一周于身的精确时间：“水下一刻与六十三分刻之六十二”；与平太阳时1刻之度换算，得出“荣卫气行一周于身，漏水二十八度与七分度之四（$28\frac{4}{7}$度）。”与现代时间单位换算，1 步 =1 小时，1 度 =1 分钟，则荣卫气行一周于身的时间为 $28\frac{4}{7}$分钟（古今时间单位名称的转换而已）。这对于诊脉时间取舍、子午流注治疗等，都是弥补千年瓶颈开关的关键技术方法———时间作用方法失真，是造成子午流注失效、脉诊技术丢失精髓的根本原因之一。所以《脉息》强调：“日行其周二十四步，荣卫行于身五十周与十分周之四。”（又见《灵枢经 · 卫气行》）昼夜营卫行于身 50.4 周，营卫运行 1 周身的平均时间≈ 28.57 分钟。

既然时间作用，在《黄帝内经》和《扁鹊内经》中均有详细记载。那么，针灸学说“子午流注”等，疗效不佳的真正原因，也就得到根本性解决。其实，时间作用，既是四维整体观的起动力，也是经络共振、穿凿之度、五十营节律和质能迭移递迁、归藏级联效应的最根本因素。对于每一个人来说，时间都是公平的。从不单独驾驭某一经隧，亦未私下呵护哪一筋脉。无论是脏器还是肢节，无论是津血还是涕唾，无论是音声还是皮毛，都会让其自由绽放，从未有过偏袒伺御。时间非常像极了中微子离箭，对每一个细胞、器官、组织以及事物体系，都会无时无刻穿越而过，且悄然携走人体常有的中微子伴侣，成伍而去，又非常巧妙地偷走人体能量。这不仅扰动着生物内能系统的固有功能秩序，亦干扰了质能信息节律及枢纽体系的精密分子程序。

如细胞结构内部生化环境中，既有极其美妙的和谐乐章，又有颠沛流离的代谢分解；既是精细结构的缤纷展览，亦是雕琢精美中的脆弱极致。若在细胞繁殖、DNA 裂解、蛋白质重组等精细生物程序中，很容易发生中微子震荡及伴侣事件——诱发核酶突变、基因组变易等。这对于小小娇嫩细胞，何堪重任？所以，恰当的时间，适逢不恰当的事，就是时间冷酷无情的经常之举。而时间之所以无情，是人体违反了时间作用的和谐系统。于是，时间与生物分子之间的节律特征，及其周期规律的探寻与建立，不仅是环境生物学与环境医学都在攻克的技术体系，也是四维整体观早已解决的医学机制——归藏六十四卦与臓象穿凿共同构成的螺旋级联十维效应（如表 4 所示）。

4.3　臓象穿凿的识别标志——五十营之音

“五十营之音”符号序列，是《二十七候》“候舍之气，揆度奈何？”问题中的主要答案内容。扁鹊以“谦归周候黄钟”为例，阐述了五十营之音的序列构成，以及“二十七候”气化变易的具体执行枢纽。既反应了经络流注所表达的质能相干与纠缠运动节律，也充分展现了经络沃旋和生物熵节律同步共运的周期坐标秩序。

“五十营之音”符号，既是标度五十营气行规律的特征标志，也是五十营周期量化和精准测量经络沃旋运动的识别标准。如《脉息》明确载有：“荣卫气行一周于身，水下一刻与六十三分刻之六十二，漏水二十八度与七分度之四。”这是人类首次记载“五十营”生理节律和运动周期的精准时间信息（$28\frac{4}{7}$分钟 / 周身）。时间周期精准，是生理病理与生物熵节律的最基本条件和促动力，也是精确对待生物周期和分析医学技术的方法标准。如经络沃旋与质能运动节律的实时测量技术等。

“五十营之音”节律，是以昼夜作为经络沃旋周期的分界标志。但完整“经隧比尺”系统（《揆度》），才是五十营生理体系的根本保障。《揆度》运用“手足二十四经，及冲任督跷维带”，成为“三十七脉，皆周身经隧，凡都合二十二丈三尺六寸。故平人昼夜一万八千七百八十息有奇”的基础。将正经与奇经合为一体，形成了较《灵枢经》更为完整的经络路径与“脉度”通道。这为解译生命科学奥秘，开辟了极其重要的瓶颈突破口，并已成为扁鹊分析医学的主要技术路径。

4.4 臟象穿凿的检测标准——奇恒方法

人体保持生命活动的基本特征之一，是呼吸与脉搏生理节律的合二为一。呼吸是人体进行气体交换的最基本方式；血流搏动，是质能交换及信息交流的生物通道。脉搏与呼吸，既精准对应，又合二为一；既是六十首法的基本势态，也是分析生理、识别病理的扁鹊医学优势技术作用。

虽然《黄帝内经》多次指出，呼吸与脉动之间存在三种状态：“一呼脉再动，气行三寸；一吸脉再动，气行三寸；呼吸定息，闰以太息，脉五动，气行六寸。”然而，呼吸与脉动起止位置的迭移变化和距离分析，以及“呼吸定息，闰以太息”这一脉动位置确定和属性建立，是《扁鹊镜经》的重大技术特征。

呼吸之声与营卫节律、脉搏节律、脏腑穿凿之度等，既能精准确定十二经络与候舍位置、生理病理桥梁，又能直接建立五音节律与血流运动、周期节律互应。如《脉息》指出：“人之呼吸者，音声息律之始，脉气之所由行也。”运用音律特征充分检验闻声察音与脉息音律是否保持一致；以及是否“声脉合一、音息合人”(《奇恒》)等。

虽然《素问·玉版论要篇》载有“行奇恒之法，从太阴始”，但无具体措施。《扁鹊镜经·奇恒》篇则明确记载了奇恒方法的五种基本操作法，包括寸口界分法、呼吸定息脉动法两大技术标志，以及音律定位法、候舍对应法、盈虚分析法三大技术特征。寸口界分法与二十七候直接对应，既是寸口分界的具体位置，又精确界定二十七候变化趋势。寸口界分法的根本目的，则是鉴别脉搏起伏与呼吸运动相互应的精准搏动位置，以及呼吸定息与脉动位置差异与否的特征分析标记。

针对五音、寸口、太息三者之间的定位关系，一直是难以费解的问题。偶然观看老纪录片，CCTV 于 1978 年采访“河姆渡遗址”时，展示有 160 多件距今约 7 000 年前的出土骨笛。其中一支“横开 1 个吹孔、6 个音孔”的鹤胫骨制作骨笛，当时被杜先生第一个给吹响了；不仅能演奏 8 个音符，而且音高还特别准。这促使我们从新认识《扁鹊镜经》保存的《奇恒》测量算法及其科学价值。

临床检测发现，五音定位与寸口位置之间，确实存在一种测量比例关系：寸口 30 分 $\div$ [$3^{(n/6)}$]=M；其中，n=1，2，3，…6;M 为寸口界分、太息脉动、五音所在的准确对应位置；[$3^{(n/6)}$] = “三开三方除三开二方(《通天》)”的倒数 [$1/(\sqrt[3]{3} \div \sqrt[2]{3})$]。在经络沃旋及纠缠运动中，音分之气与音分之象、舍分之气与舍分之象、律分之气与律分之象，它们是如何与机体生理病理直接关联的?

《通天》指出：“自然之物者，六节之气也，二开二方除二开三方，乃知化生之势也。易用之数者，六节之象也，三开三方除三开二方，乃知节会之所也”。通过“六节之象”测量法，准确得出《奇恒》篇：“太息脉动戾者徵，夷释间者角，曾格间者商，致者宫，毅者羽”这样一种“平人五音定位法”的精确寸口位置。并且“左右气口同诊”，是平人太息脉动与本音互应的寸口界分法则；“左致右戾者变，左曾格间右毅者执”等，则是“气化之音”合度量化的具体方法——脉搏、呼吸（太息）与“十音”

（如“变”“执”）三者间的精确对应关系，简称为脉音。

在检测脉搏过程中，仔细体会太息、脉动位置时，确实呈现平常并不操作的寸口、太息、五音定位规律特征。先以骨度法或同身寸法，校准《奇恒》寸口三十分的界分位置，与《通天》“六节之象”测量法结合，就得出寸口五音定位算法。如寸口 30 分 ÷［$3^{5/6}$］=12 分；以寸口“尺后五分姜”候，作为起始第一分，向“鱼际横理”数至第十二分，就是“戾”候位置，平人为徵音；又寸口 30 分 ÷［$3^{1/6}$］≈ 25 分，继续向“鱼际横理”数至二十五分，即“寸后一分毅”位置，平人为羽音。

《奇恒》平人五音定位法，是与寸口离心血流一致的五音方向测量法，简称察脉音。而且戾候恰好居于向心性“寸口一寸九分”位置。五音定位法的标尺，是以《奇恒》界分法：“诊以鱼际横理至肘，度取三寸，三十分之，乃脉动之界也。寸前一分曰周，二分差，三分进，四分断，五分寸之关……关后一分夷，二分释，三分晦，四分戾，五分争”作为测量标准的。从中看出：戾候所居寸口一寸九分，并不是偶然的。这是寸口三寸与寸口一寸九分的发展演变方式。

寸口三寸分界，太息之动皆可应之。只是生理、病理、疾病程度的不同，五音之位就会发生迭移变化而已。在临床过程中时常发现：有些患者的脉搏位置明显后移，其搏动位置居于掌后高骨及其后，但仍保持一寸九分为界。有人只是掌后高骨之前有脉搏，而高骨之后皆无搏动；且这类患者还有一种非常显著的脉象变化——鱼际和中指本节两侧的血流搏动明显。若以鱼际为关，中指本节为寸，掌后高骨之前为尺，那么依然保持“寸关尺”三部脉位这一群域效应。

奇恒方法的两大标志，是检测声音节律、血流节律，与其频率是否一致的根本坐标。既充分认识到音声节律与血流节律的频率一致性，又成功运用声音特点，来直接说明血流节律与体质变化、疾病发展之间，所发生形成的频率表现和作用特征。这已成为扁鹊声学和分析医学的识别标志——“奇恒之势乃六十首”法则的根本机理。奇恒方法的三大技术特征，是六十首、七十二舍、二十七候的技术枢纽，也是实现闻诊与脉搏融合的具体技术方法。扁鹊把音律融合生命过程的医学创造，成为人类第一位实现声学医学技术的医学家。这是《扁鹊镜经》最为珍贵的内容之一。

虽然单一学科领域，很难全面理解《扁鹊镜经》的内容实质。但同时也反应了极为重要的一点，扁鹊是春秋早期科技创新大时代的卓越代表。不仅将众多学科融会贯通，同时开创了声学医学的技术先河。不仅闻诊技术千人万声，即使精通脉诊亦皆难事。所以在《奇恒》篇中，既要掌握毫米级的脉搏起伏位置，又要明确区分脉搏运行的长短距离，还要熟悉“呼吸之间，闰以太息”的搏动位点，以及精确脉息、音律、候舍之间的精准操作和盛衰分析等。不仅精致细微，且并非一般医学知识所能及。何况在“声脉合一、音息合人”的同时，更须明确体内同步发生的经络纠缠运动，及其生理病理反应！

即使历代医家很少领悟扁鹊语言的技术本质，但对于现代人来说，再艰巨的难题，中国人都能将其充分化解。而且古人难以完成的卓越技术，在新世纪发展的今天，已经很容易实现。

4.5　臓象穿凿的分析方法——四维整体观

为解译归藏级联效应与十一分法之间的螺旋纠缠机制（见表4），曾在大量实验失败的苦恼中，豁然醒悟《扁鹊镜经》“气化之音”意义。针对经络精气津血运动，以及脉息搏动过程的声速、音程、声波、音讯等的检测识别分析，实现生理病理、生物节律等测量方式上的精准判断，并对疾病发生发展和变化节律中发生的“异动之度”，同样呈现具体明确的“音脉同律”（《脉息》）、“音息合人”（《奇恒》）等声波概率的变化反应。

螺旋纠缠，如同三阴三阳之离合，彼此互根而相守伺御；并且伴随臟象穿凿之度彼此倚伏，既如影随形，又相互统于一体。其实人体之所以臟象差异与阴阳离合，无非就是构建生理病理互作用系统的检测分析通道———经络与十一分法之间彼此关联的纠缠枢纽。通过音声息律脉的象气测量和首舍标识，以及精气津血、营卫节律、呼吸升降出入、脉度交会周期等检测识别方法介绍，共同构建了时间 - 环境 - 生物节律（如迁移更替、生理活动）- 社会行为（如医学检测、工作、家庭）彼此一体的四维整体观方法。

在《扁鹊镜经》中，人体经络运行的迭移递迁（《八舍》），既与时间节奏、质能元素的交替位移直接相关（《脉息》《通天》），又是动态纠缠元素发生的时空生物场效应（《二十七候》）。不仅表现为三阴三阳立体运动的沃旋潮汐（《揆度》），而且呈现为经络潮汐模式的涡流纠缠反应（《六十首》《奇恒》）。重点是以“五脏穿凿之度”（《揆度》）、“气化十音”（《十音》）、“五十营之音”（《二十七候》）间的纠缠运动，作为检测识别生理节律、分析测量病理变化的技术方法标准。

对于人体来说，四维整体观主要表现在：①局部与整体之间的非连续性（《八舍》《六十首》），如时间作用与生理节律的正常波动，在不同人群中并不相同；②环境与人体之间的非局域性（《奇恒》《通天》），如生活、工作、学习等不同状态时的生理作用与能量需求，既差异显著，又整体调控；③检测与生物体之间的非确定性（《十音》《二十七候》），如少壮、老幼、男女之间的正常值范围，同样存在差异；④时间与生理之间的整体态（《脉息》、《揆度》），如人体血流运动，必然与时空运行紧密互应，否则难以持续生存。人与自然和谐，是生存的基本法则，也是生物进化的本质（参《〈扁鹊镜经〉技术详解》）。

徐伟

2020年3月12日

附录 6　七十二舍与左右经络互作用纠缠关系表

谦归 质安黄钟 右手少阴兼左 足太阴	**归藏** 众变林钟 右手阳明和右 足少阳	**藏生** 正执太簇 左手少阳并左 足少阳	**生动** 太孚南吕 右手厥阴胜右 足太阴	**动长** 质随姑洗 右手太阳和左 足阳明	**长育** 开凌应钟 左手太阳胜左 足厥阴
生长 太躬黄钟 左手厥阴兼左 足太阴	**动育** 质蚕林钟 右手厥阴兼右 足少阳	**长止** 开解太簇 左手阳明和左 足少阳	**育壹** 少弼南吕 左手少阴胜右 足太阴	**止归** 上安姑洗 右手少阴胜左 足阳明	**壹藏** 虞变应钟 右手阳明专左 足厥阴
育归 少执黄钟 左手少阳专左 足太阴	**止藏** 上孚林钟 右手太阴专右 足少阳	**壹生** 虞随太簇 右手太阳胜左 足少阳	**谦动** 判凌南吕 左手太阳兼右 足太阴	**归长** 众躬姑洗 左手太阴并左 足阳明	**藏育** 上蚕应钟 右手少阳专左 足厥阴
谦长 判解黄钟 左手阳明并左 足太阴	**归育** 众弼林钟 左手少阴专右 足少阳	**藏止** 正安太簇 右手少阴兼左 足少阳	**生壹** 加变南吕 右手阳明并右 足太阴	**动归** 质执姑洗 左手少阳兼左 足阳明	**长藏** 开孚应钟 右手太阴胜左 足厥阴
生归 加随黄钟 右手太阳胜左 足太阴	**动藏** 质凌林钟 左手太阳专右 足少阳	**长生** 开躬太簇 左手太阴并左 足少阳	**育动** 正蚕南吕 右手少阳兼右 足太阴	**止长** 上执姑洗 左手少阳和左 足阳明	**壹育** 加孚应钟 右手太阴兼左 足厥阴
育长 少安黄钟 右手少阴胜左 足太阴	**止育** 太变林钟 右手阳明兼右 足少阳	**壹止** 加躬太簇 左手太阴专左 足少阳	**谦壹** 判蚕南吕 右手少阳专右 足太阴	**归归** 众解姑洗 左手厥阴胜左 足阳明	**藏藏** 正弼应钟 左手少阴和左 足厥阴
谦归 判躬黄钟 左手厥阴胜左 足太阴	**归藏** 少蚕林钟 右手厥阴胜右 足少阳	**藏生** 上解太簇 左手阳明并左 足少阳	**生动** 加弼南吕 左手少阴通右 足太阴	**动长** 判安姑洗 右手少阴通左 足阳明	**长育** 众变应钟 右手阳明通左 足厥阴

育止	止壴	壴归	谦藏	归生	藏动
⋯躬蕤宾	太盉大吕	虞解夷则	判彌夹钟	众安无射	正凌仲吕
⋯手太阴胜右	右手少阳并左	左手阳明兼右	左手少阴兼左	右手少阴并右	左手太阳兼右
⋯太阳	足少阴	足少阴	足太阳	足厥阴	足阳明

兼生	归动	藏长	生育	动止	长壴
⋯执蕤宾	众孚大吕	上随夷则	太彌夹钟	虞安无射	开变仲吕
⋯手少阳兼右	右手太阴兼左	右手太阳兼右	左手少阴胜左	右手少阴专右	右手厥阴专右
⋯太阳	足少阴	足少阴	足太阳	足厥阴	足阳明

生止	动壴	长归	育藏	止生	壴动
⋯解蕤宾	虞孚大吕	开随夷则	少凌夹钟	上躬无射	虞盉仲吕
⋯手阳明专右	右手太阴胜左	右手太阳胜右	左手厥阴和左	左手太阴兼右	右手少阳胜右
⋯太阳	足少阴	足少阴	足太阳	足厥阴	足阳明

育生	止动	壴长	谦育	归止	藏壴
⋯解蕤宾	上彌大吕	加安夷则	判变夹钟	众执无射	正孚仲吕
⋯手阳明并右	左手厥阴专左	右手厥阴兼右	右手阳明兼左	左手少阳和右	右手太阴兼右
⋯太阳	足少阴	足少阴	足太阳	足厥阴	足阳明

兼止	归壴	藏归	生藏	动生	长动
⋯随蕤宾	众凌大吕	正躬夷则	加盉夹钟	质解无射	开彌仲吕
⋯手厥阴和右	左手太阳兼左	左手太阴专右	右手少阳胜左	左手阳明专右	左手少阴和右
⋯太阳	足少阴	足少阴	足太阳	足厥阴	足阳明

生生	动动	长长	育育	止止	壴壴
⋯安蕤宾	质变大吕	开执夷则	少孚夹钟	太随无射	虞凌仲吕
⋯手少阴兼右	右手阳明和左	左手少阳并右	右手太阴专左	右手太阳胜右	左手太阳专右
⋯太阳	足少阴	足少阴	足太阳	足厥阴	足阳明

育止	止壴	壴归	谦藏	归生	藏动
⋯执蕤宾	加孚大吕	质随夷则	开凌夹钟	少躬无射	上变仲吕
⋯手少阳通右	右手太阴通左	右手太阳通右	左手厥阴通左	左手太阴通右	右手厥阴通右
⋯太阳	足少阴	足少阴	足太阳	足厥阴	足阳明

后记

望闻问切，是中医学的四诊特色，闻诊是由听嗅觉完成的感知识别。然而在《扁鹊镜经》中，才让我们真正认识到闻诊技术的庐山真面目，以及闻诊技术融合于脉诊过程的重大医学和声学成就。闻声察音而知其病，是音律与医学的实践应用。诊切脉息，而知音律和生理病理间的内在变化，及所病之处与浅深大小。二者皆是无创检测生理病理、诊断鉴别疾病变化的特征技术。扁鹊不仅把闻切技术完整结合，同时成为人类历史上第一位实现声学诊断的医学家。

众人皆知，声音是声波运动的节律反应。而生物体内的节律运动尤为丰富，如心跳、呼吸、血流、新陈代谢等。特别是血管中发生的血液运动，以及血流效应与血管壁之间发生的运动节律，不仅包括脉搏、呼吸、心跳、大脑、血压、体温、神经、体液、细胞之间的集体生理反应，也是人体生理活动的整体功能表现。其中，血流运动的频率大小、血液与血管壁之间迭移震动的作用位置、震动节律等，不仅直接反映了人与人之间的声息特点，也充分体现着生理病理与体质之间的自然特性，并已成为《扁鹊镜经》奇恒诊法的特有技术。

《扁鹊镜经·奇恒》记载了奇恒诊法的五种基本操作法。包括寸口界分法、呼吸定息脉动法两大技术标志，以及音律定位法、候舍对应法、盈虚分析法三大技术特征。首先，寸口界分法与二十七候直接对应，不仅明确指出寸口分界的具体位置，且精准界定二十七候的变化趋势。所以，寸口界分法的根本目的，是鉴别脉搏起伏与搏动变化之间具体对应的精确位置，及定息脉动与位置差异间的特征分析标记。即使《黄帝内经》多次指出，呼吸与脉动之间存在三种状态："一呼脉再动，气行三寸；一吸脉再动，气行三寸；呼吸定息，闰以太息，脉五动，气行六寸。"但对于呼吸与脉动起止位置的迭移变化和距离分析，以及"呼吸定息，闰以太息"这一脉动位置的确定和属性建立，是《扁鹊镜经》的重大技术标志。既可直接建立五音节律与血流节律的频率关系，又可精准确定候舍位置与十二经络生理病理反应，且能充分检验闻声察音与脉息音律之间是否保持一致，以及是否"声脉合一，音脉合人。"

通过精密测定寸口界分法与呼吸定息脉动、经络流注间的迭移节律，实现脉搏声息音律之间的精准检测。《扁鹊镜经》不仅充分认识到声音节律与血流节律的频率一致性，还成功运用声音特点，来直接说明血流节律与体质变化、疾病发展之间的频率表现及作用特征，且已成为脏象穿凿、归藏级联、奇恒检测、生物熵枢纽的分析医学识别系统。诚然，对《扁鹊镜经》文字的深度解析，且是技术方法中的精准解密，而不只是解字会意，才会发掘更多卓越的医学技术精华。

现有中医学的技术瓶颈，大都是由医学技术失传导致的。如《扁鹊镜经》八舍、十音、六十首、二十七候、奇恒、揆度、脉息等，合称为归藏技术——分析医学技术，既能直接检视病理活性状态及转归变化反应等精准诊疗信息，也是实现新时代医学发展的医疗金标准。中医学如果仍然停留在病理特征层面，当然不符合早发现、早诊断、早确诊、早治疗、早治愈、防转变的“五早一防”医疗健康金标准。针对脏象穿凿和归藏技术的跨学科发展，是真正实现精准医疗的有效技术路径。这也是《扁鹊镜经》最为珍贵的重要内容——把音律技术融合于生命过程的重大医学和声学成就。

现有中医学与现代医学之间，虽然存有一条鸿沟，同样也都存在技术瓶颈，而且彼此之间还都存有一个十分明显的共同短板——距离生命科学的真正目标，依然都是在路上，都未达到精准、智慧与生命力响应的医学健康金标准。因此，二者并非不可逾越，且不仅只是方法上的学科深度结合。但最为关键的发展难题，是如何能让多种学科技术有机融合。当然，必须具备质疑与发现双重智慧。敢于质疑，学会发现，才是拼搏创新、创造价值的真正智慧。当创新与价值同步时，就上升为创造。且能正确认识世界医学的发展趋势，特别是中国医学发展的道路与未来。既然不同医学之间的鸿沟由来已久，而且彼此存在语言理解、思维表达和逻辑方法上的界限，那么潜心钻研彼此之间的优势所在，打开彼此技术之间的瓶颈，是我们应积极考虑的。

这时就能发现，所有医学彼此之间的共同短板，及解决短板可能存在的有效方法和技术路径——超越现有医学瓶颈的新时代医学技术方法，同步提升医学兼容的技术空间和适应能力，解除新技术引领发展的障碍及其阻碍因素等，从而成为贯通中外、融合古今、领航发展的新时代医学技术领域。这是当代中国必须拥有的新时代医学标准——创造领先世纪发展的中国医学技术，且能更好地服务全球人类的健康需求。为此，新时代医学技术，必须是以创造领先世界、中国特有的医学先进技术为主导，并充分发挥多学科、多领域技术优势特点的同时，既融会兼容更多学科技术的发展空间，又积极

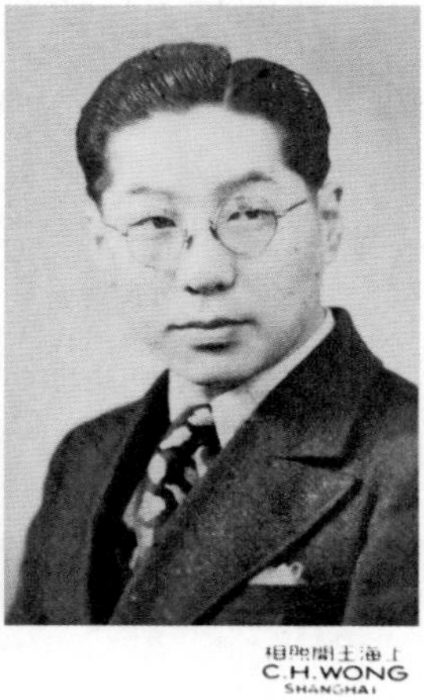

徐德洲先生（1903—1987）
（摄于 1935 年）

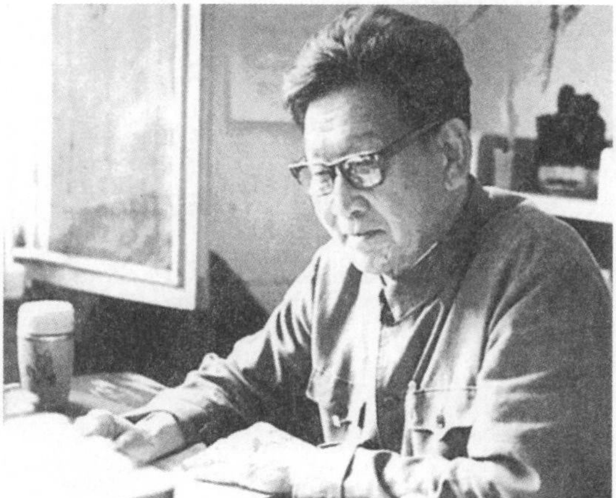

徐国仟先生（1921—1995）

创新创造、发展医学前沿技术。这既是衡量创新、创造技术的空间条件，也是保持创新技术更有温度、新时代医学技术更有生命力、中国医学技术持续领航发展的最基本标准和保障。《扁鹊镜经》在此间必将作出重大的影响和贡献。

《扁鹊镜经》能够出版，先要感谢笔者祖父徐德洲先生。在上世纪“破四旧”时代，祖父精挑细选《秦承祖脉经》等多本医书秘藏，使得未被收缴焚烧而幸存。《扁鹊镜经》得以出版，必须感谢山东中医药大学教授徐国仟恩师，是徐老教会我专注如一、持之以恒地钻研。《扁鹊镜经》成功出版，特别感恩山东中医药大学田代华教授；田老不仅细致入微、反复审订《扁鹊镜经》稿件，并为读者切实掌握《扁鹊镜经》，全心撰写《导读》之文，特向田老致以崇高敬意和真诚感谢！

最后，请读者允许我提议，让我们都能以最真挚饱满的情怀，感恩扁鹊为我们留下最珍贵的医学财富和宝贵技术，感恩历代抄录与珍藏者们为保护扁鹊著作而做出的巨大贡献，感恩人民卫生出版社支持《扁鹊镜经》高质量出版而让我们有了与经典促膝长谈的机会。

徐伟

2021年3月5日

明音声之气，
知荣卫气交出入也。

明声息之律，
知脉行所病其处也。

故镜经者，
脉明如其内照之镜焉。

52检

扁鵲內經卷四　[illegible]經　扁鵲董信氏經

六十首

齊襄公問於扁鵲音律何以知脈[illegible]異扁鵲曰六十首者以度病之淺深也人身之氣[illegible]不息者經絡氣化之機人之氣化動靜相召者呼吸音聲脈息其升降出入[illegible]皆由生長而變與其氣化而動為脈乃氣之象音乃氣之機息乃氣之聲乃氣之[illegible]乃氣之行化乃氣之樞經脈所動之氣榮衛交會之[illegible]者皆聲[illegible]音[illegible]之高下長短

揆度

齊襄公問於扁鵲揆度淺深何氣使然扁鵲曰歸藏生動

長育止[illegible]謙善移於氣也[illegible]寺執凌替變隨　當位

於音也候者以睹其應舍者以定[illegible]音律候舍揆度之

道焉音之高下舍[illegible]深也律之長[illegible][illegible]複也[illegible]諸

當其位相司舍音複者應其[illegible]相司[illegible][illegible]者位者

氣发之舍應其位[illegible]氣行於會也位者變[illegible]行之所焉

扁鵲內經卷四　經扁鵲董倍[illegible][illegible][illegible][illegible]